Erhard Beitel

Bochumer Gesundheitstraining

Ein ganzheitliches Übungsprogramm

Erhard Beitel

Bochumer Gesundheitstraining

Ein ganzheitliches Übungsprogramm

verlag modernes lernen - Dortmund

Wichtiger Hinweis: *Alle hier gegebenen Erklärungen und Ratschläge wurden von Autor und Verlag sorgfältig erwogen und geprüft. Dennoch ersetzt dieses Buch nicht das abklärende Gespräch und die individuell abgestimmte Beratung durch dafür ausgebildete Fachkräfte. Eine Haftung des Autors bzw. des Verlages und seiner Beauftragten ist ausgeschlossen.*

© 1996 by SolArgent Media AG, Basel

Veröffentlicht in der Edition:
verlag modernes lernen • Schleefstraße 14 • D-44287 Dortmund

3. Aufl. 2007
Gesamtherstellung: Löer Druck GmbH, Dortmund
Titelfoto: © Zefa/Kalt

Bestell-Nr. 4211　　　　　　　　　　　　　　　　　　　　　　　　ISBN 978-3-8080-0364-0

Urheberrecht beachten!
Alle Rechte der Wiedergabe dieses Fachbuches zur beruflichen Weiterbildung, auch auszugsweise und in jeder Form, liegen beim Verlag. Mit der Zahlung des Kaufpreises verpflichtet sich der Eigentümer des Werkes, unter Ausschluss der § 52a und § 53 UrhG., keine Vervielfältigungen, Fotokopien, Übersetzungen, Mikroverfilmungen und keine elektronische, optische Speicherung und Verarbeitung (z.B. Intranet), auch für den privaten Gebrauch oder Zwecke der Unterrichtsgestaltung, ohne schriftliche Genehmigung durch den Verlag anzufertigen. Er hat auch dafür Sorge zu tragen, dass dies nicht durch Dritte geschieht. Der gewerbliche Handel mit gebrauchten Büchern ist verboten.

Zuwiderhandlungen werden strafrechtlich verfolgt und berechtigen den Verlag zu Schadenersatzforderungen. (Die nachfolgend aufgeführten Arbeitsblätter stehen dem Käufer dieses Buches als Kopiervorlagen für den *nichtgewerblichen* Gebrauch zur Verfügung: 30-33, 38-42, 46-49, 53-56, 60-63, 67-70, 80, 85-89, 93-96, 100-103, 108-111, 118-124, 128-131, 136-142, 146-149, 153-156.)

Inhalt

Danksagung — 6

Einleitung — 7

Entstehung und Aufbau des BGTs — 12

Methodik und Anwendung des BGTs — 18

Die Themen des Trainings
- 1. Ort der Ruhe und Kraft — 26
- 2. Lebensenergie — 34
- 3. Vorsätze — 43
- 4. Selbstvertrauen — 50
- 5. Lebensfreude — 57
- 6. Grundbedürfnisse — 64
- 7. Ernährung – Bewegung – Schlaf — 71
- 8. Abwehrkraft — 81
- 9. Innerer Berater / Innere Beraterin — 90
- 10. Beziehungen — 97
- 11. Kränkung — 104
- 12. Konflikte — 112
- 13. Krankheitsgewinn — 125
- 14. Abschied – Tod – Neubeginn — 132
- 15. Lebensweg — 143
- 16. Lebensplanung — 150

Literatur — **157**

Danksagung

Ich möchte an dieser Stelle all denen danken, die durch ihre Unterstützung und Mithilfe das Zustandekommen des vorliegenden Übungsprogramms ermöglichten.

Ich danke den vielen Teilnehmerinnen und Teilnehmern unserer Trainingskurse für ihre Ideen und ihre Einwände, dafür, daß wir mit ihnen zusammen ein Neuland betreten und ein noch nicht fertiges Konzept mit ihnen zusammen erproben und verbessern konnten. Erst durch ihre kritischen und bestätigenden Rückmeldungen konnte das Übungsprogramm schließlich die vorliegende Fassung erhalten.

Bei den theoretischen Vorüberlegungen und der konzeptionellen Ausarbeitung waren verschiedene Studenten der Medizin und der Psychologie der Ruhr-Universität Bochum beteiligt, die dann selbst Kurse nach diesem Programm geleitet haben. Ihnen allen gilt mein herzlicher Dank, verbunden mit einem freudigen Rückerinnern an eine spannende, lehrreiche und sehr schöne Zeit. Hier möchte ich besonders Herrn Roland Krischat nennen, der uns über mehrere Jahre engagiert begleitet und neben seinem Studium mit großem persönlichen Einsatz und vielen eigenen Ideen das Programm bereichert hat. Danken möchte ich auch unseren beiden Sekretärinnen, Frau Ursula Dill und Frau Bertha Knop, die die häufig wechselnden, korrigierten und neuformulierten Texte geduldig und unermüdlich zu Papier brachten und uns dabei ebenfalls wichtige Hinweise gaben.

Danken möchte ich auch allen Kolleginnen und Kollegen aus den verschiedensten psychosozialen Institutionen, die mir in meinen Ausbildungsseminaren wertvolle Veränderungsvorschläge gemacht und wichtige Anregungen gegeben haben.

Mein besonderer Dank gilt jedoch dem Leiter unserer Arbeitsgruppe, Herrn Prof. Dr. Dr. Walter Niesel, der mit vielen unkonventionellen und kreativen Einfällen und eigenem unbeirrbarem Einsatz das Zustandekommen des vorliegenden Programms entscheidend betrieben und unterstützt hat. Er war mir ein kritischer, aber ebenso großzügiger Vorgesetzter und hat meine Arbeit mit Nachdruck und konstruktivem Widerspruch sehr gefördert.

Erhard Beitel

Einleitung

Wir wollen mit der Liebe beginnen. Die Liebe ist eine Himmelsmacht – was aber hat die Liebe mit Herpes-Lippenbläschen zu tun? Was haben Herpes-Lippenbläschen mit unseren Stimmungen und Gefühlen, mit unserer seelischen Verfassung zu tun? – Jeder, der sie hin und wieder bekommt, weiß, daß sie sich oft dann einstellen, wenn es uns schlecht geht, wenn wir Probleme haben oder vor schweren Entscheidungen stehen.

Wohl jeder von uns macht die Erfahrung, daß wir in Phasen der Niedergeschlagenheit oder Ausweglosigkeit eine erhöhte Bereitschaft haben, Infekte oder sonstige Erkrankungen zu bekommen, und daß wir andererseits in Zeiten des Hochgefühls und der Zuversicht auch im allgemeinen gesundheitlich belastbarer sind. Unsere Selbstheilungskräfte sind stärker und zuverlässiger, wenn wir uns seelisch stabil fühlen – und um so schwächer, je schlechter es uns seelisch geht, je mehr wir uns mißachtet oder gekränkt fühlen oder im Bewußtsein eigener Minderwertigkeit oder Nutzlosigkeit leben.

Es besteht eine enge Wechselwirkung zwischen unseren Gedanken und Vorstellungen einerseits und unserem gleichzeitigen körperlichen Geschehen andererseits. Diese Wechselwirkung ist intensiver als wir allgemein annehmen. Ob wir einen aufregenden Film sehen oder ob wir entspannt mit geschlossenen Augen uns bestimmte Vorstellungen von angenehmen oder schrecklichen Dingen machen – immer reagieren wir gleichzeitig auch körperlich: Die Vorstellung, an einem ruhigen und schönen Ort zu sein und sich dort ungestört und frei zu fühlen bewirkt eine Beruhigung der Herzrate und die Normalisierung anderer physiologischer Parameter – Voraussetzungen, unter denen Heilung begünstigt wird. Hier hat also eine geistige, eine mentale Vorstellung eine körperliche Veränderung bewirkt.

Wenn wir die Augen schließen und uns vorstellen, von einer Zitrone abzubeißen, so wird bei vielen von uns „das Wasser im Mund zusammenlaufen", vielleicht werden einige sogar Magen- und Darmbewegungen spüren.

Bei besonders erschreckenden oder belastenden Vorstellungen (Unfälle, Katastrophen, Brutalität usw.) wird sich wahrscheinlich unser Herzschlag beschleunigen, vielleicht bricht uns kalter Schweiß aus, die Weite unserer Pupillen ändert sich und es werden andere charakteristische körperliche Veränderungen eintreten. Der Volksmund formuliert solche Zusammenhänge sehr deutlich: „Da bleibt mir die Spucke weg", „Ich kriege kalte Füße", „Mir läuft die Galle über" oder „Mir stehen die Haare zu Berge".

An vielen Sporthochschulen wird das „Mentale Training" eingesetzt. Die Sportler werden angehalten, sich im entspannten Zustand und bei geschlossenen Augen einen bestimmten Bewegungsablauf vorzustellen, z.B. beim Schwimmen, Stabhochsprung oder Kugelstoßen – und zwar jedes Bewegungselement in seinen einzelnen Abläufen. Man weiß heute, daß diese Vorstellungen, besonders wenn sie im Zustand der Entspannung realisiert werden, für die danach tatsächlich auszuführende Bewegung bahnende und erleichternde Wirkung haben.

Umgekehrt gilt das gleiche: Auch körperliche Veränderungen haben Einfluß auf unser seelisches Befinden: Wenn wir für einige Zeit den Kopf und auch die Schultern hängen lassen, so bemerken wir allmählich Gefühle von Antriebslosigkeit, Ernst oder gar Trauer, vielleicht aber auch von Besinnlichkeit und Ruhe. Heben wir danach jedoch den Kopf ein wenig über seine normale Haltung nach oben, geben die Schultern zurück und die Brust heraus, so wird uns dies wiederum deutlich in unserer Stimmung verändern: Gefühle von Aktivität, Elan und Zuversicht, vielleicht von Freude und Lebenskraft werden uns bewußt. Hier hat also die willkürliche körperliche Veränderung, das Bewegen weniger Muskeln, zu deutlichen seelischen Veränderungen geführt. Wenn wir uns für einige Zeit zusammengekauert und eingekrümmt hinsetzen, so haben wir bald ein Gefühl von Unlust, vielleicht sogar von Depression und Minderwertigkeit. Wenn wir hingegen mit betont aufrechter Körperhaltung und gehobenem Blick eine Weile umhergehen, so werden wir bald ein Gefühl der Befreiung, Gelassenheit und Zuversicht verspüren.

Körperliche Bewegung, verbunden mit einer Sauerstoffanreicherung im Blut, führt zu einer nachweisbaren Mobilisierung der Freßzellen unseres Immunsystems. Gleichzeitig veranlaßt körperliche Bewegung unser Gehirn aber auch, bestimmte „Stimmungshormone" zu bilden, die in ihrer Einwirkung auf unser Limbisches System uns dann gleichzeitig in eine zufriedene Stimmung, in ein Hochgefühl versetzen.

Wie haben wir uns aber die Zusammenhänge zwischen unserer Psyche und unserem Immunsystem vorzustellen? Der gegenwärtige Forschungsstand kann etwa folgendermaßen zusammengefaßt werden:

Ein Trauerfall, der Verlust eines Lebenspartners ist häufig mit Gefühlen der Depression, der Antriebslosigkeit und Sinnlosigkeit des eigenen Lebens verbunden. Untersuchungen haben ergeben, daß sechs Wochen nach einem solchen Ereignis die Aktivität bestimmter Immunzellen (die Vermehrungsrate der Lymphozyten, die die Antikörper produzieren) auf ein Zehntel abgesunken ist. Ein anderes Beispiel: In keinem Lebensabschnitt sterben prozentual soviele Erwachsene wie in dem Jahr nach ihrer Versetzung in den Ruhestand.

Noch Mitte der siebziger Jahre hat die Hochschulmedizin das Immunsystem des Menschen für eigenständig und nahezu unbeeinflußbar gehalten und konnte sich auch keine Mechanismen einer Wechselwirkung zwischen Gefühlen und Immunreaktion vorstellen. Heute haben wir Hinweise sowohl für hormonale als auch neuronale Wechselwirkungen zwischen unseren Gedanken, Gefühlen und Vorstellungen einerseits und unserer Immunabwehr: Ein Gefühl der Niedergeschlagenheit veranlaßt bestimmte Nervenzellen unseres Gehirns, bestimmte Hormone, sogen. „Neuropeptide" zu bilden, von denen mittlerweile etwa 60 verschiedene Arten nachgewiesen sind. Das sind unsere oben bereits erwähnten „Stimmungshormone". Je nach Gefühlslage, ob hochgestimmt oder niedergeschlagen, werden vermutlich ganz spezifisch unterschiedliche Arten von Neuropeptiden im Gehirn gebildet. Diese treffen im Blut auf die Freßzellen (Makrophagen) des Immunsystems, auf deren äußerer Membran man Rezeptoren für eben diese Neuropeptide nachgewiesen hat. Je nach spezifischer Gefühlslage des Menschen und demzufolge je nach Art der gebildeten Neuropeptide kommt es zu einer Mobilisierung oder aber zu einer Hemmung der Aktivität der Freßzellen. Neben dieser hormonalen Verbindung konnte eine direkte nervliche Verbindung nachgewiesen werden, eine Verbindung zwischen bestimmten Teilen des Gehirns, nämlich dem Limbischen System und den in der Milz und in den Lymphknoten befindlichen Freß- und Helferzellen des Immunsystems. Das Limbische System ist der Sitz unserer Stimmungen, Gefühle, Wünsche und Wertvorstellungen. Vieles deutet darauf hin, daß unsere Gefühle, Stimmungen und Phantasien sowohl auf einem hormonalen Weg (nämlich durch die sogen. „Stimmungshormone") als auch durch eine direkte neuronale, d.h. nervliche Verbindung Einfluß auf die Aktivität unserer Immunzellen nehmen.

Unter dem Einfluß unserer Stimmungen und Gefühle nimmt die Vermehrungsrate der Immunzellen zu oder ab, je nachdem, und es verändert sich gleichzeitig die Zahl der pro Lymphozyt gebildeten Antikörper.

An dieser Stelle möchte ich kurz die gegenwärtigen wissenschaftlichen Fragestellungen und Forschungsbemühungen am Beispiel der Krebs-Therapie darlegen. Zum gegenwärtigen Zeitpunkt (1995) forschen die Wissenschaftler vor allem in den USA (in Deutschland sind die gesetzlichen Voraussetzungen dafür noch nicht geschaffen) intensiv daran, mit Hilfe der Gentechnologie Antigene (das sind körperfremde Eiweißkörper wie Bakterien, Viren und tierische Gifte) und Antikörper (das sind körpereigene Abwehrstoffe, die im Blut bei Vorhandensein von Antigenen von bestimmten weißen Blutzellen, den Lymphozyten, gebildet werden), künstlich herzustellen. Man versucht, von bestimmten Krebsarten spezifische Antikörper zu gewinnen und diese zu klonen (d.h. unter Beibehaltung sämtlicher Merkmale zu vermehren, sogen. „monoklonale Antikörper"), um so eine bestimmte Krebsart gezielt bekämpfen zu können. Eine dauerhafte Heilung wäre die Folge.

Man hat entdeckt, daß Tumorzellen eine höhere Immunreaktion des Körpers auslösen als andere krankhafte Zellen. Eine Forschungsrichtung setzt demzufolge hier an und versucht, die Krebszellen selbst gentechnisch so zu verändern, daß sie vom körpereigenen Immunsystem zuverlässiger erkannt und vernichtet werden.

Die Wissenschaftler unterscheiden die „passive" und die „aktive" Behandlung von Krebs: Bei der **passiven** Krebstherapie werden dem Patienten tumorspezifische Antikörper appliziert. Diese lagern sich an die Antigene der Tumorzellen an. Sie sollen dort die Antigene blockieren und die Krebsgeschwulst selbst abbauen oder zumindest in ihrem Wachstum hemmen. Bei dieser Therapie ist das körpereigene Immunsystem des Patienten nicht beteiligt. Die **aktive** Krebstherapie versucht, das Immunsystem des Patienten durch verschiedene Methoden zu aktivieren: Eine Forschungsrichtung setzt Impfstoffe ein, z.B. ein aktives kloniertes Tumorantigen. Dieses ruft eine immunologische Antwort des Körpers hervor und regt zur vermehrten Bildung bestimmter weißer Blutzellen (sogen. T-Zellen und Killerzellen) und von spezifischen Antikörpern an. Dieser Impfstoff besteht somit aus gentechnisch hergestellten Tumorantigenen.

Eine weitere Forschungsrichtung versucht, als Impfstoff spezifische Antikörper einzusetzen. Diese spezifischen Antikörper imitieren in bestimmten Strukturen das originale Tumorantigen. Der Organismus wird hier auf eine raffinierte Weise „getäuscht", ihm wird nämlich das Vorhandensein spezifischer Antigene vorgetäuscht, auf die das Immunsystem des Patienten mit einer vermehrten Bildung eigener Antikörper reagiert, die die Tumorzellen angreifen. Der Vorteil dieser Methode liegt darin, daß hier ein ständiger hoher Spiegel von Antikörpern im Blut vorhanden ist.

Andere Versuche einer aktiven Krebstherapie verwenden die Erkenntnisse aus der Transplantationsmedizin: Die Wissenschaftler bemühen sich, die Mechanismen der Abstoßungsreaktion des Körpers gegenüber fremdem Gewebe für die Behandlung von Tumoren zu nutzen. Nach einer Organverpflanzung produziert der Organismus sogen. „Transplantations-Abstoßungs-Gene", die das fremde Gewebe markieren und damit für die Abwehrzellen des Blutes erkennbar machen. Normalerweise würde nun die immunologische Abwehr des Körpers innerhalb kürzester Zeit dieses fremde Gewebe abtöten. Bei Transplantationen muß diese Abstoßungsreaktion des Körpers jedoch durch Medikamente unterdrückt werden. Injiziert man aber solche „Transplantations-Abstoßungs-Gene" direkt in das Tumorgewebe eines Patienten, so wird das Tumorgewebe damit für den Organismus als „fremd" markiert und löst die körpereigene Abstoßungsreaktion aus. Damit sind günstige Voraussetzungen geschaffen, daß der Tumor vom Immunsystem abgestoßen wird. Die Wissenschaftler nehmen an, daß nur etwa 3 bis 5% der Zellen eines Tumors von diesen „Transplantations-Abstoßungs-Genen" markiert werden müssen, damit infolge der zellularen Vermehrung der Immunzellen der ganze Tumor als fremd erkannt wird.

Andere Forscher richten ihre Aufmerksamkeit auf die Tatsache, daß Tumorzellen einen sehr viel längeren Zeitraum teilungsfähig bleiben als gesunde Körperzellen, also anders ausgedrückt viel älter werden als diese. Macht eine normale gesunde Körperzelle etwa 100 Teilungszyklen durch und stirbt dann ab, kann sich eine Krebszelle in geeigneten Lebensbedingungen nahezu unbegrenzt teilen und vermehren. Dafür scheint ein Enzym namens Telomerase verantwortlich zu sein, das sich in Krebszellen findet, nicht jedoch in gesunden Zellen. Sollten sich diese Zusammenhänge bestätigen und könnte dann mit einem Enzym-Blocker die Telomerase unwirksam gemacht werden, könnten sich die Krebszellen gewissermaßen totwachsen und der Patient wäre geheilt.

Diese noch sehr vorläufigen und im klinischen Versuch noch nicht voll bestätigten Versuche zeigen, wo die derzeitigen Forschungsschwerpunkte liegen. Es ist zu erwarten, daß schwere Krankheiten wie AIDS, Krebs, MS usw. durch diese Forschungen in einigen Jahren oder Jahrzehnten heilbar sein werden oder zumindest mit großen Fortschritten gegenüber heute behandelt werden. -

Kehren wir aber wieder zu allgemeinen psychosomatischen Zusammenhängen zurück. Von jeher wird die eigene Gesundheit – körperlich und seelisch – als das höchste Gut des

Menschen betrachtet. Wiedererlangte Gesundheit nach schwerer Krankheit kann zu einer tiefgreifenden Korrektur der bisherigen Lebensweise führen bis hin zu einer völligen Verschiebung bisheriger Wertvorstellungen.

Wir sind fast ständig belastenden und schädigenden Einflüssen ausgesetzt, die unsere Gesundheit bedrohen: Lärm und Umweltgifte, Hetze und Gereiztheit, private und berufliche Ängste und Sorgen.

Aber auch unser Körper muß sich ständig zur Wehr setzen gegen eingedrungene Bakterien und Viren, aufgenommene Giftstoffe und im Körper selbst entstehende Krankheitsprozesse. Wenn wir dennoch nicht ernsthaft erkranken, verdanken wir dies unseren zuverlässig arbeitenden Abwehrkräften, die normalerweise diese schädlichen Einflüsse sicher „in Schach" halten. Erst wenn unsere körperlichen und seelischen Abwehrkräfte nachlassen, steigt das Risiko, krank zu werden.

Wenn es uns also, wie wir oben ausgeführt haben, verhältnismäßig leicht gelingt, durch bloße Vorstellungen und mentale Bilder körperliche Systeme zu aktivieren, warum sollte es dann nicht möglich sein, durch gezielte und sorgfältig formulierte Vorstellungen auf unser Immunsystem mobilisierend Einfluß zu nehmen?

In der Arbeitsgruppe Vegetative Funktionen (Prof. Dr. Dr. Walter Niesel, Dipl.- Psych. Erhard Beitel) der Ruhr-Universität Bochum haben wir in den Jahren ab 1982 das BOCHUMER GESUNDHEITSTRAINING (BGT) entwickelt, das auf den Überzeugungen des amerikanischen Ehepaars SIMONTON aufbaut. Dieses Trainingsprogramm hat das Ziel, durch geeignete Übungen die Selbstheilungskräfte anzuregen und zu stärken und damit die körpereigene Immunabwehr zu stabilisieren. Dabei hat sich immer mehr gezeigt, daß nicht nur Krebskranke, MS-Betroffene und andere psychosomatische Patienten, mit denen wir zunächst arbeiteten, von diesem Training profitieren, sondern daß auch jeder „Gesunde" von den Übungen und Inhalten des Programms für seine Lebensqualität einen großen Nutzen ziehen kann. Besonders gilt dies für alle „professionellen Helfer", die sich für die Gesundheit Anderer einsetzen.

Wer sich mit Fragen der eigenen Gesunderhaltung oder mit der Frage: „Wie kann ich wieder gesund werden?" beschäftigt, wird über bestimmte Bereiche nachdenken, die für die seelisch-körperliche Gesundheit von Bedeutung sind:

– Lernen eines Entspannungsverfahrens. Ein hohes allgemeines Erregungsniveau in Alltagssituationen ist immer auch mit Gefühlen der Angst, der Hetze, der Unruhe verbunden. Ein Entspannungstraining vermag uns, wenn es über längere Zeit durchgeführt wird, auch außerhalb der Übungsminuten in unserer normalen Alltagssituation auf einen eher niedrigen Erregungslevel zu halten, der mit Gefühlen der Ruhe, Zuversicht und Ausgeglichenheit einhergeht.

– Überdenken und Infragestellen des eigenen bisherigen „Lebensprogramms". Viele Menschen lernen in ihrem Leben, daß Anstrengung zum Ziel führt. Ganz engagiert und fleißig und tüchtig verausgaben sie sich, indem sie ihre eigenen hohen Leistungsnormen erfüllen. Wenn sie dann, krank geworden, an einer Gruppe „Gesundheitstraining" teilnehmen, übertragen sie sehr schnell dieses Muster auf das Übungsprogramm und seine Angebote und sind wieder ganz engagiert und fleißig und tüchtig und möchten am liebsten, manchmal auf eine verbissene Weise, alles auf einmal ändern und erreichen.

– Beschäftigen mit psychologischen Themen wie der eigenen Art und Weise, mit Konflikten umzugehen, der eigenen Lebensplanung, dem eigenen Selbstvertrauen und der Gestaltung seiner Beziehungen.

– Fragen der Ernährung, der körperlichen Bewegung, des gesunden Schlafs, der Freizeitgestaltung, Erholung und Entspannung, der Geselligkeit und Freude sowie spielerischer Beschäftigung.

– Fragen nach dem Lebenssinn, den eigenen Lebenszielen und der eigenen Lebensplanung. Auch hier haben Untersuchungen ergeben, daß der Verlust von Lebenssinn die Entstehung von Krankheiten begünstigt.

Ich fasse zusammen: Nach gegenwärtigem Forschungsstand der Psychoneuroimmunologie kann festgehalten werden, daß ein Wechselspiel zwischen körperlichen, seelischen und immunologischen Vorgängen gegeben ist und daß gegenseitige Einflußmöglichkeiten nachweisbar sind. Nun wird auch deutlich, was die Liebe mit Herpes-Lippenbläschen zu tun hat.

Es ist daher wünschenswert, einem Patienten psychologische Hilfen und Übungen anzubieten, damit er zusätzlich zu seiner medizinischen Versorgung, unter Ausschöpfung aller Möglichkeiten eines ganzheitlichen Vorgehens, auch durch eigenes Mitarbeiten und Üben die Prozesse seine Heilung unterstützt.

Entstehung und Aufbau des BOCHUMER GESUNDHEITSTRAININGs

Das vorliegende Training gründet sich auf körperlich-seelisch-immunologische Zusammenhänge und Gesetzmäßigkeiten, die in jedem von uns wirksam sind.

Wie in der Einleitung dargelegt, sind unsere körperlichen, seelischen und immunologischen Vorgänge untrennbar miteinander verbunden: sie beeinflussen sich gegenseitig, sie verändern sich miteinander in charakteristischer Weise und gegenseitiger Abhängigkeit. Jeder einzelne der drei Bereiche beeinflußt die jeweils anderen beiden Parameter: Wenn wir uns bequem hinsetzen und uns bei geschlossenen Augen vorstellen, von einem sauren Apfel abzubeißen, das Fruchtfleisch zu kauen und schließlich herunterzuschlucken, so wird diese mentale Vorstellung allmählich oder auch ganz spontan zu bestimmten körperlichen Reaktionen führen: spürbarer Speichelfluß, Schluckreflex, vielleicht sogar Magen- oder Darmbewegungen – verbunden mit Gefühlen von Widerwillen oder aber Wohlbefinden und Genuß, je nachdem.

Wir können allgemein sagen, daß bestimmte Vorstellungen, besonders wenn sie mit Körperentspannung und einer entsprechenden Gefühlseinbettung verbunden sind, immer auch eine bestimmte körperliche Reaktion bzw. Veränderung hervorrufen. Umgekehrt gilt das gleiche: Wenn wir mit geschlossenen Augen beispielsweise für einige Sekunden die Augenbrauen nach unten ziehen, so bemerken wir eine seelische Veränderung: Es werden uns Gefühle von Mißmut, Trotz, Ärger, Schmerz oder Zorn bewußt. Ziehen wir demgegenüber die Augenbrauen nach oben, so haben wir eher Gefühle von Heiterkeit, vielleicht von Skepsis, Erstaunen oder dgl. Nicht die Art und Weise der Gefühle ist hier entscheidend (denn da reagiert jeder Mensch anders), sondern daß überhaupt durch bewußte körperliche Veränderungen Gefühle in uns entstehen können. In unserem Beispiel hat also das Bewegen weniger Muskeln, das willentliche Verändern kleiner Bereiche des Körpers zu spürbaren seelischen Veränderungen geführt.

Wenn wir uns für einige Zeit zusammengekauert und eingekrümmt auf den Boden setzen, so haben wir vielleicht bald ein Gefühl von Antriebslosigkeit, Unlust, vielleicht aber auch von besonderer Ruhe und Ausgeglichenheit. Gehen wir hingegen mit betont aufrechter Körperhaltung und gehobenem Blick eine Weile umher, so spüren wir bald ein Gefühl der Zuversicht, Kraft und Gelassenheit.

Beziehen wir das bisher Gesagte auf die Situation eines Kranken bzw. eines Menschen, der sich um mehr Gesundheit bemüht, so bedeutet das: Ein Patient, z.B. ein Krebspatient, kann sich im entspannten Zustand eine bildliche oder gefühlsmäßige Vorstellung seiner Krebsgeschwulst machen und dann in seiner Phantasie Bilder oder Vorstellungen von Heilung, Reinigung oder verstärkter Durchblutung usw. entwickeln und dies verbinden mit Gefühlen von Stärkung, Linderung, Besserung und Heilung. Von den Teilnehmern des Trainings wird berichtet, daß sich dann die betreffenden Körperregionen wärmer, angenehmer und schmerzfreier anfühlen.

In diesem Zusammenhang sei darauf hingewiesen, daß wir zwar unsere Körperfunktionen in der Regel nur dann besonders wahrnehmen, wenn sie aus ihrer normalen Funktion in Richtung eines „zuviel" oder „zuwenig" verändert sind, während sie uns weitgehend unbemerkt bleiben, solange sie sich im gesunden Bereich befinden. Da nun aber die genannten heilenden und stärkenden Vorstellungen eben gerade diesen „gesunden" Bereich anstreben, ist ein spektakulärer „Erfolg" dieser Übungen innerhalb kurzer Zeit nicht zu erwarten. So wird ein nervös erhöhter Blutdruck vom betroffenen Menschen recht deutlich wahrgenommen, ein durch eine psychosomatische Behandlung normalisierter Wert jedoch als solcher nicht registriert, sondern nur über das Nachlassen oder Verschwinden früherer Symptome.

An den hier beschriebenen Zusammenhängen und Gesetzmäßigkeiten, daß mentale Vorstellungen uns körperlich und immunologisch beeinflussen und umgekehrt körperliche Veränderungen (z.B. Bewegungsübungen nach Feldenkrais, tanzen, laufen usw.) Einfluß auf unser seelisches Befinden und die Stärke unserer Immunreaktion haben, setzt das BOCHUMER GESUNDHEITSTRAINING an. Es versucht, durch gezielte Übungen diese Gesetzmäßigkeiten in den Dienst der eigenen Gesundheit zu stellen.

Als wir 1982 an die Konzeption und Ausarbeitung des Trainings gingen, konnten Walter Niesel und ich auf umfangreiche eigene Erfahrungen mit dem „Autogenen Training" und dem „Katathymen Bilderleben" (eine Technik des gelenkten Tagtraums) zurückgreifen. Wir fragten uns, mit welchen Themen sollten sich psychosomatische Patienten auseinandersetzen, was sollten sie erlernen, welche Angebote sollten wir ihnen machen, um zusätzlich zu einer medizinischen Behandlung von psychischer bzw. psychologischer Seite her eine weitere Stabilisierung ihrer Gesundheit zu erlangen. Da wir damals in erster Linie die Krebskranken als Zielgruppe unseres zu schaffenden Trainings vor Augen hatten, fragten wir uns: Mit welchen Methoden wollen wir welches Ziel bei dieser Patientengruppe erreichen? Es wurde uns dann allerdings schnell klar, daß wir hier auf so allgemeingültige psychische Mechanismen des Krankwerdens und Gesundwerdens aufmerksam wurden, daß wir die Zielgruppe recht bald über die Krebskranken hinaus auf alle psychosomatischen Krankheiten ausweiteten, ja, daß selbst jeder sogen. „Gesunde" von diesen Übungen und Fragestellungen Nutzen haben würde bis hin zu den „professionellen Helfern" im gesamten psychosozialen und pädagogischen Bereich, die überwiegend in der „gebenden" Funktion sind und in ihrer Berufstätigkeit sich überwiegend für Andere einsetzen.

Wir stellten uns eine Gruppe von 8 – 10 Teilnehmern vor, die sich einmal pro Woche für etwa zwei Stunden mit einem Gruppenleiter trifft. Welches sollten die großen übergeordneten Lebensbereiche sein, die in der Gruppen- (oder auch Einzel-)Arbeit angesprochen werden sollen, wenn es um eine Stabilisierung der Gesundheit geht?

Als Ergebnis dieser Überlegungen sahen wir die folgenden fünf Bereiche als die wichtigsten an, die schließlich in die inhaltliche Ausarbeitung des Trainings eingegangen sind:

1. Das Erlernen eines Entspannungsverfahrens
2. Vorstellungsübungen im Zustand der Entspannung
3. Auseinandersetzung mit psychologischen Themen
4. Freude und Spiel
5. Die biologischen Grundlagen: Ernährung, Bewegung, Schlaf

1. Das Erlernen eines Entspannungsverfahrens

Als grundlegendes Entspannungsverfahren vermitteln wir unseren Teilnehmern das Autogene Training nach J.H. Schultz. Auch Übungen nach der Methode der progressiven Muskelentspannung sind geeignet, die sich in der Regel schnell erlernen lassen und bei den Teilnehmern zu motivierenden Erfolgserlebnissen führen. In vielen, u.a. auch eigenen empirischen Untersuchungen konnte nachgewiesen werden, daß allein ein über mehrere Monate regelmäßig durchgeführtes Autogenes Training zu bedeutsamen positiven Veränderungen beim Übenden führt (s. Lit.).

Der damals in Berlin praktizierende Psychiater Schultz hatte sich zu Anfang dieses Jahrhunderts intensiv mit der Hypnose beschäftigt und bemerkt, daß sie von charakteristischen Körperempfindungen und -veränderungen bei den Patienten begleitet wird, wie dem Gefühl angenehmer Ruhe, Schwere in den Gliedmaßen, Wärme, Beruhigung des Pulses und der Atmung, Wärme im Oberbauch sowie Stirnkühle. Diese regelmäßig wiederkehrenden körperlichen Veränderungen, die er sich von zahlreichen seiner Patienten berichten ließ, machte er zum Ziel eigenen häuslichen Übens. Er entwickelte ein Trainingsprogramm, das in der von ihm beobachteten charakteristischen Reihenfolge die physiologischen Veränderungen bei der Hypnose schrittweise und aufeinander aufbauend trainiert. Entsprechend der beschriebenen Reihenfolge körperlicher Veränderungen besteht das Autogene Training aus sechs sogen. „Grundübungen" (Schwere, Wärme, Puls, Atmung, Solarplexus und Stirnkühle), wobei er in der Regel pro Woche eine weitere Übung aufbauend hinzunahm.

Das Autogene Training wirkt über das sich reduzierende allgemeine Aktivationsniveau auf jene Bereiche unseres Zwischenhirns, die eng sowohl mit vegetativen als auch psychischen Parametern verbunden sind, wie Thalamus, Hypothalamus und anderen Strukturen unseres limbischen Systems (s. Kapitel Einleitung). Der Schweizer Neurophysiologe Hess führte 1954 für die antagonistischen Zustände innerhalb unseres vegetativen Nervensystems die Bezeichnungen „ergotroper" und „trophotroper" Zustand ein. Unter „ergotroper" Zustand ist die mit Erhöhung des Muskeltonus (Muskelspannung) einhergehende Aktivität des Sympathikus zu verstehen, eine in Angstzuständen, bei Flucht- und Vermeidungsverhalten auftretende Reaktionsweise – mit „trophotroper" Zustand die mit Muskelentspannung einhergehende Aktivität des Parasympathikus, die in Erholungsphasen, beim Schlaf und während der Verdauung auftritt.

Demzufolge kann man das Autogene Training auch als eine Technik bezeichnen, die die sympathische Reaktion mit hohem Erregungsniveau (Gefühle der Angst, der Hetze, der „Kopflosigkeit" und Nervosität) durch eine parasympathische Reaktion mit niedrigem Erregungsniveau (Gefühle der Ruhe, Zufriedenheit und Zuversicht) ersetzt (zur Methode siehe das folgende Kapitel).

2. Vorstellungsübungen im Zustand der Körperentspannung

Wir haben in der Einleitung davon gesprochen, daß mentale Vorstellungen und Phantasien Einfluß auf unsere körperlichen und immunologischen Funktionen haben. Wenn wir uns dabei noch zusätzlich im Zustand körperlicher Entspannung befinden, wird diese Einflußnahme noch zuverlässiger und intensiver sein. Wenn ich mir zu einem gefaßten Vorsatz „Ich setze mich durch" oder „Bei Konflikten bleibe ich ruhig" Vorstellungen von diesem Zielverhalten mache, so prägt sich dieses erwünschte Zielverhalten stärker ein, es wird mir „anschaulicher". Geschieht dies alles nun zusätzlich im Zustand körperlicher (und damit auch geistig-seelischer) Entspannung bei geschlossenen Augen, so „lerne" ich diese neuen erwünschten Verhaltensweisen noch intensiver. Aus Untersuchungen der Lernpsychologie ist dies seit langem bekannt: Mentale Vorgänge, formelhafte Sätze, Vorsätze oder auch die Vokabeln einer fremden Sprache werden von uns intensiver gelernt, wenn sie uns im Zustand der Körperentspannung „durch den Kopf gehen". Wenn ich bis drei zähle und ich fordere jemanden auf, er soll bei drei Speichelfluß haben, so wird sich kaum etwas tun. Sage ich ihm aber, er soll bei drei, sofern er hungrig ist, an ein appetitliches Essen denken oder, sofern er durstig ist, an ein Glas Limonade oder dgl., so wird die Reaktion schon viel deutlicher sein. Ist der Betreffende jedoch gleichzeitig körperlich gut entspannt, ist die körperliche Reaktion, vielleicht sogar verbunden mit Magen- oder Darmbewegungen, wahrscheinlich am stärksten. Bitte ich einen Migräne-Patienten, sich im Zustand körperlicher Entspannung die bildliche oder gefühlsmäßige Vorstellung vom Nachlassen des Schmerzes, von einem freien, klaren und schmerzfreien Gefühl im Kopf zu machen, so werden sich, vor allem, wenn diese Übung regelmäßig geschieht, wahrscheinlich deutliche Linderungen im Laufe der Zeit einstellen. Mache ich mir beim Autogenen Training Vorstellungen von angenehmer Schwere und Wärme in meinem rechten Arm, so sind die körperlichen Veränderungen sowohl deutlich spürbar als auch meßbar: Der Muskeltonus nimmt ab (durch ein EMG-Gerät nachweisbar) und die Hauttemperatur steigt infolge der vermehrten Durchblutung an (durch ein Hautkontaktthermometer meßbar). Nur am Rande sei bemerkt, daß Versuchspersonen es sogar innerhalb kurzer Zeit gelernt haben, gezielt und beliebig eines ihrer Ohren wesentlich stärker zu durchbluten als das andere.

3. Auseinandersetzung mit psychologisch-therapeutischen Themen und Fragestellungen

Krankheiten entstehen häufig infolge langwieriger zwischenmenschlicher Konflikte, langanhaltender Sorgen und Überlastungen, durch den Verlust einer Lebensperspektive oder des Lebenssinns überhaupt. Viele von außen auf uns einwirkende Belastungen werden von uns unterschiedlich bewertet und unterschiedlich leicht bzw. schwer verarbeitet, je nachdem, in welcher allgemeinen Verfassung wir uns gerade befinden, je nachdem, ob wir es uns „erlauben", Freunde um Hilfe zu bitten, auch mal „egoistisch" zu sein, auch mal „nein" zu sagen – ob wir die Kraft finden, uns über erlernte Erziehungsgebote und -verbote hinwegzusetzen, wenn sie uns schwächen und unsere Lebenskraft blockieren.

Es war uns daher von besonderer Wichtigkeit, den Seminarteilnehmern ausführlich Gelegenheit zur Auseinandersetzung mit Themen und Fragestellungen zu geben, die sich mit diesen Zusammenhängen befassen. Fragen wie: „Welches sind meine Stärken, welches meine Schwächen in Beziehungen zu anderen Menschen?" oder „Wie gehe ich mit Kränkungen um?" oder „Wie möchte ich in Zukunft mit Konflikten umgehen?" sind nur einige Beispiele.

Bei der Reihenfolge der Themen im Trainingsablauf haben wir zunächst für die ersten Sitzungen Fragestellungen und Vorstellungsübungen ausgearbeitet, die in erster Linie unterstützend und Zuversicht vermittelnd sind, die Lebensfreude und Vitalität stärken und in der Gruppe ein Klima des Vertrauens und der Offenheit schaffen. Dann sind, nach einigen Wochen der gemeinsamen Arbeit, die Voraussetzungen geschaffen, um nun gemeinsam auch an schwierige und belastende Themen zu gehen.

4. Beschäftigen mit Dingen, die Freude und Spaß machen.

Ein Mensch, der nicht mehr lachen und sich über nichts mehr freuen kann, ist zu bedauern. Obwohl wir in einer Zeit großer Arbeitslosigkeit und wirtschaftlicher Schwierigkeiten leben und eigentlich „nichts zu lachen" haben, können wir uns selbst und gegenseitig dennoch Freude bereiten. Als Kinder haben wir das alles ganz selbstverständlich gekonnt und gemacht und es gehörte zu unserem Alltag – als Erwachsene verlieren wir allzu oft diese Bereicherung und erlauben es uns nicht mehr, „spielerisch" oder „ausgelassen" zu sein. Unsere Kultur setzt das schnell mit „oberflächlich" oder „leichtsinnig" gleich. Viele Menschen werden allein deshalb krank, weil ihnen die Freude am Leben abhandengekommen ist.

Es hat auch mit der eigenen Gesundheit zu tun, sich die Freude wieder zugänglich zu machen und die inneren Blockaden und Verbote des „erwachsenen" und „reifen" Menschen zu überwinden. Auch wir mußten hier bei uns selbst anfangen und wieder das von langer ernster Berufstätigkeit überdeckte Spielerische und Schöpferisch-Leichte in uns ausgraben und freisetzen. Ich will bekennen, daß mir dies zu einer großen Bereicherung geworden ist.

Besonders der Kursleiter wird hier Mut und Selbstsicherheit brauchen, um den Gruppenmitgliedern die ersten, manchmal zunächst als peinlich empfundenen Schritte in dieses spannende und oft amüsante und aufregende Neuland zu erleichtern. Dem Einfallsreichtum aller Beteiligten sind keine Grenzen gesetzt: Ob es sich um gemeinsame amüsante Spiele handelt, um Vorlesen oder Singen, um gemeinsames Bewegen nach Musik oder dgl. – alles, was Freude macht, auflockert und die Stimmung und das Wohlbefinden fördert, ist hier willkommen.

5. Die biologischen Grundlagen: Ernährung, Körperbewegung, Schlaf

Der vielzitierte Satz: „Der Mensch ist, was er ißt" belegt die Wichtigkeit einer richtigen Ernährung. Schlaf als außerordentlich wichtiger Faktor unserer Gesundheit bewirkt lebensnotwendige Erneuerungsprozesse in uns – und ausreichende Körperbewegung hält Körper und Seele elastisch und jung, regt Atmung und Blutkreislauf an und hat positiven Einfluß auf unser Immunsystem.

Beim Thema Ernährung bauen wir in unseren Gruppen gemeinsam Salatbuffets auf, wir backen zusammen Vollkornbrote und sprechen über gesunde Ernährung, darüber, wie man selbst leicht Yoghurt herstellt, Sauerteig ansetzt, Getreidekeimlinge zieht u. dgl., während wir das Mitgebrachte und das gemeinsam Geschaffene zusammen mit Genuß verspeisen. Da zu dem Thema der gesunden Ernährung eine unübersehbare Anzahl guter Ratgeber im Buchhandel zur Verfügung steht, stellen wir in unserer Gruppenarbeit einige uns gut erscheinende Bücher vor.

Die Körperbewegung spielt in unserer Gruppenarbeit eine durchgehende und wichtige

Rolle, indem wir in jeder Gruppensitzung Angebote aus diesem Bereich machen. Wir unternehmen mit den Trainingsteilnehmern gemeinsame Wanderungen, in unseren Gruppen wird getanzt, es werden Feldenkrais- und Yoga-Übungen gemacht, Gruppenspiele mit Bewegung sowie Übungen zur Kreislaufbelastung (Laufen auf der Stelle) mit dem Messen von Ruhepuls vorher, Belastungspuls unmittelbar nach der Anstrengung sowie 10 min. danach. Auch zum Thema Bewegung gibt es viele gute Bücher und Broschüren, Krankenkassen stellen gute Ratgeber kostenlos zur Verfügung, so daß wir auch auf diese Hilfen aufmerksam machen.

Gesunder Schlaf ist so elementar mit unserem Wohlbefinden, unserer Leistungs- und Reaktionsfähigkeit verbunden, daß wir auf dieses Thema in unserem Gesundheitstraining unbedingt zu sprechen kommen wollten: Wir verdursten nach 8 Tagen, wir verhungern nach 20 Tagen, aber bei Schlafentzug bricht der Mensch schon nach drei Tagen körperlich und psychisch völlig zusammen.

Nach Schlafentzug sind es insbesondere die Phasen des Tiefschlafs, die der Betreffende zeitlich nachholt. Das gleiche geschieht mit den Traumaktivitäten: Nach Schlafentzug wird das versäumte Träumen zeitlich nachgeholt. Das sind Hinweise darauf, daß Tiefschlaf und Traumphasen für unser ausgeruhtes Wachsein tagsüber unerläßlich sind.

Es geht bei der Behandlung dieses Themas in den Gruppen zum einen darum, auf bestimmte Irrtümer und Fehlverhaltensweisen aufmerksam zu machen, was z.B. das Einschlafen bzw. die Einschlafstörungen betrifft, es geht ferner darum, auf natürliche Faktoren aufmerksam zu machen, die Einschlafen fördern können, um so vielleicht auf Medikamente verzichten zu können. Auch äußere Faktoren wie Bettwäsche, Zustand der Matratze und so praktische Dinge wie Temperatur im Schlafzimmer, bei Kälte nicht das Fenster offenlassen, nicht mehr trinken vor dem Zubettgehen usw. kommen zur Sprache. Auch auf den individuellen Schlaftypus kommen wir zu sprechen, wie unterschiedlich viel der Einzelne an Schlaf braucht, ob er früh oder spät schlafen geht usw.

Wegen der Wichtigkeit dieser drei Themen Ernährung, Bewegung, Schlaf ist für sie eine eigene Übungseinheit in diesem Training vorgesehen.

Nachdem wir uns also über die genannten fünf Bereiche im klaren waren, ging es darum, ein strukturiertes Übungsprogramm auszuarbeiten, das die genannten Bereiche beinhalten und zum Gegenstand regelmäßigen häuslichen Übens machen sollte. Dabei sollte das Training gleichermaßen in einer Gruppe (etwa zehn Teilnehmer) als auch in Einzelsitzungen anwendbar sein.

Bei der Wahl und der Reihenfolge der einzelnen Themen gingen wir davon aus, daß zunächst mit ermutigenden und „angenehmen" Themen („Ort der Ruhe", „Lebensfreude" usw.) bei den Teilnehmern Zuversicht in den Sinn eigenen Bemühens entstehen sollte und daß damit verbunden ein Klima des Vertrauens in der Gruppe aufgebaut werden soll, damit die Voraussetzungen für die dann folgenden belastenden und problembezogenen Themen („Kränkung", „Beziehungen", „Konflikte" usw.) geschaffen sind.

Wir fingen gleich auch mit verschiedenen Gruppenangeboten an der Krebsberatungsstelle in Bochum an, das entstehende Training für Krebskranke anzubieten. Gleichzeitig ging es uns natürlich darum, unsere Ideen von den Teilnehmern beurteilen und einschätzen zu lassen, um das Programm zu korrigieren und zu verbessern. Nicht selten gingen wir abends mit soeben am Schreibtisch entstandenen und geschriebenen Entwürfen in unsere Gruppen und haben sie ausprobiert und zur Diskussion gestellt. Aus vielen Fehlern haben wir viel gelernt und schließlich haben sich folgende 16 Themen herauskristallisiert, die im allgemeinen in der hier aufgeführten Reihenfolge behandelt werden:

1. Ort der Ruhe und Kraft
2. Lebensenergie
3. Vorsätze
4. Selbstvertrauen
5. Lebensfreude
6. Grundbedürfnisse
7. Ernährung-Bewegung-Schlaf
8. Abwehrsystem
9. Innerer Berater / Innere Beraterin

10. Beziehungen
11. Kränkung
12. Konflikte
13. Krankheitsgewinn
14. Abschied – Tod – Neubeginn
15. Lebensweg
16. Lebensplanung
17. u.U. ein Gruppen-Abschiedsfest

Im folgenden Kapitel wird die Methodik und Anwendung des BOCHUMER GESUNDHEITSTRAININGs dargelegt.

Einige Bemerkungen noch zum theoretischen Konzept bzw. dem psychosomatischen Verursachungsmodell, das dem vorliegenden Training zugrundeliegt.

In der pädagogischen sowie in der psychologisch-therapeutischen Arbeit wird jeder Anwender, jeder Pädagoge oder Therapeut, entsprechend seiner Ausbildung und theoretischen Position arbeiten. Dem vorliegenden BOCHUMER GESUNDHEITSTRAINING liegen insbesondere lernpsychologische Überzeugungen zugrunde, die von mir jedoch nicht in klassischer Strenge und ausschließlich vertreten werden. Junge Therapeuten nach ihrer ersten Zusatzausbildung vertreten in der Regel recht engagiert und ausschließlich ihre erworbene Sicht- und Arbeitsweise – so habe ich das auch gemacht. Mit weiteren Ausbildungen und Erfahrungen weitet sich das Blickfeld und das Spektrum eigener therapeutischer Methoden. In das vorliegende Training sind theoretische Konzepte sowie praktische Erfahrungen aus folgenden Therapierichtungen eingegangen: Gesprächspsychotherapie, Verhaltenstherapie, Autogenes Training, Gestalttherapie, Katathymes Bilderleben, Feldenkraispädagogik und systemische Familientherapie.

Das Aufzählen der genannten Therapierichtungen bedeutet weder, daß ein Gruppenleiter, der mit diesem Training arbeiten will, selbst Erfahrungen mit diesen Richtungen haben müsse, noch, daß nicht auch Therapeuten und Pädagogen gänzlich anderer theoretischer Ausrichtung damit arbeiten können. Ihre Schwerpunkte, ihre methodischen Angebote und gesprächsweisen Aufarbeitungen werden jedoch unterschiedlich sein. Für wichtig halte ich nur, daß ein Anwender seine theoretischen Positionen reflektiert hat und sich über seine methodischen Angebote und Interventionen Rechenschaft ablegen kann.

Eine solche Standortbestimmung hat Auswirkungen auf den Umgang mit Problemen, die berichtet werden, auf den Umgang mit Bildern, die gemalt und besprochen werden, mit Träumen oder Phantasien, die erlebt und reflektiert werden.

Methodik und Anwendung des BOCHUMER GESUNDHEITSTRAININGs

In diesem Kapitel möchte ich Ihnen unsere wichtigsten Erfahrungen in der langjährigen Anwendung des Trainings mitteilen und Hinweise zu seiner Methodik geben. Vielleicht wird es zum Charme dieses Kapitels beitragen, wenn dies hier nicht immer ganz geordnet und systematisch geschehen kann.

Allgemeine äußere Bedingungen der Gruppen- bzw. Einzelarbeit: Als ideal erwies sich eine Gruppengröße von neun Teilnehmern. Das ist intim genug und bietet doch viele anregende Möglichkeiten; die Arbeit in Kleingruppen zu je drei Teilnehmern ist gegeben. Pro Zusammenkunft hatten wir lange Zeit drei Stunden angesetzt, sind dann jedoch auf zwei Stunden zurückgegangen, weil drei Stunden allen Beteiligten schließlich doch zu anstrengend waren. Bei einem Einzelkontakt ist der Klient sowieso in einer viel geforderteren Situation als ein Gruppenmitglied, so daß hier nur eine Stunde das äußerste sein sollte. Der Gruppenraum sollte mit seiner Einrichtung und Atmosphäre zu dem Ziel des gemeinsamen Arbeitens passen.

Wir treffen uns einmal pro Woche für zwei Stunden und haben die Anzahl der Sitzungen von vornherein auf eine feste Zahl festgelegt, z.B. zehn oder fünfzehn Abende. In Institutionen, in denen beispielsweise die Patienten nur wenige Wochen sind, wird dies natürlich nicht gehen. Hier wird der Kursleiter sein Angebot auf seine Gegebenheiten abstimmen, d.h. er wird vielleicht zweimal pro Woche für je 90 Minuten, insgesamt acht oder zehnmal, eine Gruppe anbieten und seine Auswahl aus den Themen entsprechend gestalten. Keine guten Erfahrungen haben wir mit „offenen" Gruppen gemacht, in die also jedesmal Teilnehmer neu hinzukommen können – gute Erfahrungen jedoch mit „gemischten" Gruppen, in denen Teilnehmer mit verschiedenen Krankheiten bzw. Beschwerden sind. Allerdings spricht bei einem Angebot für Patienten mit MS, AIDS und anderen Krankheiten, bei denen heute noch keine Heilung möglich ist, einiges dafür, hier doch „homogene" Gruppen anzubieten.

Das Autogene Training (AT) nach Schultz: (Ein Gruppenleiter, der keine Ausbildung in der Vermittlung des AT hat, wird in seiner Arbeit hier auf andere Entspannungsverfahren zurückgreifen, die er beherrscht).

Unser Ziel ist es, dem einzelnen Gruppenteilnehmer das klassische Autogene Training zu vermitteln, dies jedoch mit einer wichtigen Einschränkung: Da sich erwiesen hat, daß die beiden Grundübungen „Schwere" und „Wärme" die beiden entscheidensten Übungen des gesamten AT sind, die allein, sofern sie richtig erlernt und realisiert werden, fast die gesamte „Umstellung" (physiologisch und hormonal) im Körper bewirken, haben wir unseren Übungsschwerpunkt auf diese beiden Übungen verlegt. Die anderen „Grundübungen" stellen wir ebenfalls vor, lassen sie ebenfalls üben, betonen jedoch die Wichtigkeit der „Schwere" und „Wärme".

Mit den angesprochenen „Vertiefungstechniken" ist folgendes gemeint: Nachdem ein Teilnehmer das AT erlernt hat mit Schwerpunkt auf Schwere und Wärme, kann er versuchen, den Grad der Entspannung durch folgende Techniken weiter zu vertiefen:

– **Vertiefungstechnik I**: Die übliche Reihenfolge pro Entspannungsübung, nämlich Schwere (1), Wärme (2), Puls (3), Atmung (4), Solarplexus (5) und Stirnkühle (6), also in Ziffern dargestellt 1-2-3-4-5-6, wird abgewandelt in die Reihenfolge: 1-2-1-2-3-1-2-3-4-1-2-3-4-5-1-2-3-4-5-6. Dadurch werden Schwere und Wärme bevorzugt realisiert und ferner bringt die Aufmerksamkeitsbindung an die besondere Abfolge eine weitere Einengung des Bewußtseins.

– **Vertiefungstechnik II**: Mit zunehmender Fertigkeit im AT genügt es, daß sich der Übende nur noch den Begriff „Schwere", „Wärme" usw. vergegenwärtigt und nicht mehr ganze Sätze wie zu Beginn. Diese „Begriffe" werden nun mit der Atmung synchronisiert, d.h. der Übende realisiert in jeder zweiten oder dritten Ausatemphase den „Begriff" Schwere, Wärme usw. Diese Synchronisation eines mentalen und eines physiologisch-körperlichen Vorgangs vermag den Entspannungszustand sehr zu vertiefen.

– **Vertiefungstechnik III**: Es kann ferner versucht werden, durch Einwärtsdrehen der Augen (schielen) bei geschlossenen Lidern den Entspannungszustand zu vertiefen. Ob nach oben – innen, unten – innen oder mitte – innen, soll jeder ausprobieren. Vorsicht bei dieser Technik, weil Kopfschmerzen auftreten können. Diese Technik immer nur sekundenweise anwenden. – Ein zusätzlich verstärkender Effekt kann sich einstellen, wenn diese drei Techniken miteinander kombiniert werden.

Die **Vorstellungsübungen** sollten vom Gruppenleiter gesprochen und möglichst nicht von einer Tonkassette abgespielt werden. Sie erfordern keinen besonders tiefen Entspannungszustand, so daß ein Üben sowohl im Sitzen als auch auf Decken oder Matten am Boden liegend erfolgen kann, auch wenn beispielsweise das Autogene Training gar nicht in der Gruppe vermittelt wird.

Die Texte der Vorstellungsübungen sind absichtlich so gehalten, daß sie das betreffende Thema aus möglichst verschiedenen Gesichtspunkten betrachten. Es würde jedoch den Teilnehmer überfordern, wollte er versuchen, all die genannten Angebote und Aspekte einer Vorstellungsübung auch tatsächlich imaginativ zu realisieren. Hier ist es wichtig, ihn zu einer „Ausfilterung" des für ihn Wichtigen zu veranlassen und ihn aufzufordern, das andere und für ihn derzeit Unwesentliche möglichst zu überhören und beiseitezulassen.

Noch ein Wort zur **Realisierung der Imaginationen**, wie sie in den hier verwendeten Vorstellungsübungen angeregt werden. Die Art und Weise der Vorstellungen kann auf drei verschiedenen Wegen erfolgen: Wir können uns ein „Bild" machen (eine „visuelle" Vorstellung), wir können uns einen Zielzustand „im Gefühl" vergegenwärtigen (eine „kinästhetische" Vorstellung) oder wir „hören" in unserer Vorstellung den Vorsatz ausgesprochen (eine „auditive" Vorstellung). Menschen sind sehr unterschiedlich in ihrer Bevorzugung einer dieser drei Strategien, wenn sie vor der Aufgabe stehen, sich „etwas vorzustellen". Sicher wird zumindest eine dieser drei Möglichkeiten von der betreffenden Person realisiert, möglicherweise sogar Kombinationen, und es ist Aufgabe des Trainingsleiters, für diese verschiedenen Möglichkeiten sensibilisiert zu sein. Sonst kann es passieren, daß der Gruppenleiter immer nur nach „Bildern" fragt, und der Teilnehmer, der „im Gefühl" reagiert hat und von seinen Eindrücken und Erlebnissen berichten möchte, sich ganz mißverstanden fühlt, glaubt, etwas Wichtiges falsch gemacht zu haben und vielleicht den weiteren Sitzungen fernbleibt.

Beendet werden die Vorstellungsübungen immer in der Weise, wie auch das Autogene Training beendet wird: Die Gruppenmitglieder, die bequem auf Stühlen sitzend oder in irgendeiner beliebigen bequemen Lage am Boden liegend mit geschlossenen Augen die Vorstellungsübung gemacht haben, lassen zunächst die Augen geschlossen und beginnen mit tiefen Atemzügen – ballen dann, immer noch bei geschlossenen Augen und verbunden mit weiteren kräftigen Atemzügen, die Hände einigemale kräftig zu Fäusten – bewegen bei geschlossenen Augen Arme und Beine kräftig in den Gelenken, rekeln und recken sich – und öffnen zum Schluß weit die Augen. Dieses sogen. „Zurücknehmen" ist sorgfältig zu beachten und immer in dieser genannten Reihenfolge auszuführen. Der Organismus muß nämlich nach der Entspannung wieder auf Wachheit und Reaktionsbereitschaft umgeschaltet werden: Das tiefe Atmen bringt Sauerstoff ins Blut und regt den gesamten Kreislauf an, die Muskelanspannung reguliert den abgesunkenen Muskeltonus wieder in den normalen Bereich, reguliert den Blutdruck und läßt die Reflexe wieder normal und zuverlässig funktionieren – und das weite Öffnen der Augen, vielleicht verbunden mit schnellem Blinzeln und wiederholtem Fixieren mehrerer Stellen im Zimmer, bringt die endgültige Orientierung im Raum und in der Gegenwart zurück. Die Übenden sollen nach dem Zurücknehmen noch einige Augenblicke Zeit für sich haben und, sofern im Liegen geübt wurde, aufgerichtet am Boden sitzend mit geöffneten Augen ohne zu sprechen verweilen. Wird eine solche Vorstellungsübung abends im Bett vor dem Einschlafen gemacht, so entfällt selbstverständlich dieses Zurücknehmen.

Dem regelmäßigen **häuslichen Üben** wird hier wie im Autogenen Training eine zentrale Wichtigkeit beigemessen. Die Teilnehmer sollen möglichst zweimal täglich eine Entspannungsübung machen, in die sie ihre persönlichen Ziel-Formulierungen, verbunden mit mentalen Phantasien und Vorstellungen ihres erwünschten Zielzustandes, einbeziehen sollten (s. das Kapitel Einleitung). Dabei ist es wichtig, die Texte der Vorstellungsübungen des vorliegenden Trainings zunächst einmal nur als erste Annäherung und als einen Vorschlag zu verstehen mit der Aufforderung, der einzelne Teilnehmer möge sich für seinen persönlichen Gebrauch seine eigenen Formulierungen wählen. Hierfür ist ein häufiges Nachfragen und gemeinsames Beraten mit dem einzelnen Teilnehmer wichtig.

Das **Malen** stößt häufig auf Widerstand oder Ablehnung in der Gruppe. Dennoch ist es ein ganz wichtiges Element, auf das wir nicht verzichten sollten. Kein anderes methodisches Angebot bringt so wie das Malen das Gestaltende, Darstellende und Anschauliche in die Gruppenarbeit. Symbole, Farben, bis hin zu magischen Ausdruckselementen werden sichtbar und an-schau-bar, d.h. anschaulich. Entsprechend gefühls- und erlebnisintensiv können Bilder sein. Hinweise, daß hier ja keine Zensuren verteilt werden, daß keiner sein Bild zeigen muß, daß hier nicht interpretiert wird usw. mögen erleichternd wirken verbunden mit der Bemerkung, daß mich ein von mir gemaltes Bild auf einer symbolischen Ebene noch intensiver mit mir selbst in Berührung bringen kann.

Viele der Themen des BOCHUMER GESUNDHEITSTRAININGs berühren, ergänzen oder überschneiden sich. Hier sind Querverweise und das Erinnern an frühere gemeinsame Erfahrungen in der Gruppe hilfreich (vergl. die Hinweise auf der ersten Seite zu Beginn eines jeden Themas).

In jeweils einer kurzen Einleitung wird auf wenigen Seiten ein Überblick über die verschiedenen Gesichtspunkte der jeweiligen Übungseinheit gegeben. Damit sollen in knapper Form thematische Schwerpunkte bezeichnet werden, die als Anregung und Orientierung bei der Einführung und Gestaltung des Themas hilfreich sein können. Keineswegs erheben diese Einleitungen den Anspruch auf Vollständigkeit.

Es erleichtert der Gruppe und dem Gruppenleiter die Arbeit sehr, wenn zu Beginn ein **Überblick** über die geplanten methodischen Schritte und Angebote gegeben wird und wann eine Pause vorgesehen ist. Der Gruppenprozeß kann, falls er auf externale Inhalte abschweift, wieder mit dem Hinweis auf das noch Kommende zentriert werden, die Teilnehmer können sich innerlich sowohl auf die Inhalte als auch auf den Zeitpunkt der Pause und des gemeinsamen Abschlusses einstellen.

Die einzige **Kontraindikation** für die Anwendung dieses Trainings sehe ich bei psychotischen Patienten. Bei ihnen könnten durch die imaginativen Angebote unserer Arbeitsweise psychotische Episoden auftreten. Auch sei an dieser Stelle betont, daß der Gruppenleiter bestimmte Patienten mit besonders schwerer Problemlage u.U. an Psychotherapeuten bzw. Ärzte verweisen muß, sofern Gruppenleiter und Gruppe mit diesem Problem überfordert sind.

Bei der Gestaltung des Themas „Ernährung – Bewegung – Schlaf" verzichte ich bewußt darauf, einen festen methodischen Rahmen anzubieten. Ich meine, daß dieses Thema so viele schöpferische Möglichkeiten in sich birgt, daß es der Gruppe und dem Gruppenleiter eine Freude sein wird, dieses Thema miteinander gemeinsam zu gestalten.

Was die Reihenfolge der einzelnen methodischen Angebote pro Sitzung betrifft, so liegen diesem Vorgehen folgende **didaktische Überlegungen** zugrunde: Wir haben uns gefragt, durch welche methodischen Angebote in welcher Reihenfolge hat ein Teilnehmer am Ende der einzelnen Gruppensitzung die umfassendste Lernerfahrung gemacht? Antwort: wenn er in einer Sitzung zu einem bestimmten Thema möglichst auf mehreren verschiedenen Erlebnisebenen (E.E.) persönliche, d.h. individuelle und emotionale Erfahrungen macht. Konkret heißt das, wenn er sowohl spricht, und zwar in der Gesamt- und auch in einer geschützteren Kleingruppe, wenn er durch Gestik und Bewegung, panto-

	ganzheitl. E.E.	allgemeine verstandesmäßige verbale E.E.	individuelle gefühlsmäßige verbale E.E.	individuelle gefühlsmäßige verbale E.E. zusätzlich: intens. Reflexion und Feedback	individ. gefühlsm. E.E. zusätzlich: Phantasien Symbole Spiritualität	individuelle gefühlsmäßige E.E. Phantasien, Symbole, Spiritualität zusätzlich: darstellendes, schöpferisches Gestalten
Bewegung bzw. ganzheitliche Aktivität	X					
Einführung in das Thema		X				
schriftl.: Fragebogen			X			
Kleingruppengespräch				X		
Vorstellungsübung					X	
Malen			X			X
Gesamtgruppengespräch		X	X	X		
Bewegung bzw. ganzheitliche Aktivität	X					

Tab. 1: Darstellung der durch die aufeinanderfolgenden methodischen Schritte einer Trainingseinheit beim Teilnehmer angesprochenen und aktivierten Erlebnis-Ebenen (E.E.)

mimisch paarweise oder in der Gesamtgruppe mit seinem Körper Erfahrungen zum Thema macht, wenn er schreibt, und zwar Antworten auf Fragen, die seine persönlichen Erfahrungen mit einem bestimmten Thema erfragen, (denn durch die Notwendigkeit des Schreibens bin ich zu klaren Gedankengängen und zu Entscheidungen gezwungen), wenn er zu dem Thema seine Phantasien zuläßt und in seiner Imagination Bilder und Vorstellungen aufsteigen läßt, wenn er sich auf einen gestalterisch-kreativen Prozeß einläßt und zu diesem Thema etwa ein Bild malt und wenn er am Ende dieser Sitzung erneut verbal über die Gesamtheit der gemachten Erfahrungen mit den anderen Teilnehmern reflektieren kann.

In der nebenstehenden Tabelle sind die einzelnen methodischen Angebote einer Sitzung (das jeweilige Thema spielt hier keine Rolle) und die davon angesprochenen Erlebnisebenen dargestellt. Aus dem Gesagten wird auch deutlich, daß die **Zeiteinteilung** der Gruppensitzung so gestaltet werden sollte, daß zu Beginn eher zügig in das Thema eingeführt wird, damit für die dann folgenden Prozesse, bei denen der einzelne Gruppenteilnehmer gefühlsmäßig und persönlich stark angesprochen und beteiligt ist, entsprechend mehr Zeit zur Verfügung steht.

Zu den im methodischen Ablauf genannten **nonverbalen Übungen** ist zu sagen, daß hier der Gruppenleiter aufgrund eigener Erfahrung Paar- oder Gruppenübungen einsetzen sollte, die speziell in das jeweilige Thema einführen: Beim Thema „Lebensenergie" etwa eine Paarübung, bei der abwechselnd Person A mit Gesten und Körpersprache, Gesichtsausdruck usw. der Person B verschiedene Gemütszustände vorspielt, die Person A raten soll mit anschließendem Rollentausch und schließlich einer gemeinsamen Aussprache – oder z.B. beim Thema „Lebensweg" ein paarweises gegenseitiges Herumführen im Raum, wobei der Geführte die Augen verbunden hat oder dergl. mehr.

Bei den **benötigten Materialien** sind große Bögen Papier angeführt. Es hat sich in unserer Arbeit als sehr hilfreich und bereichernd erwiesen, bei der Einführung in das jeweilige Thema oder auch sonst an anderen Stellen des Prozesses die Gruppenmitglieder zur Sammlung eigener Ideen anzuregen und diese, etwa in der Mitte am Boden, auf einem Bogen Papier aufschreiben zu lassen (vielleicht mit verschiedenen Farben). Ebenso lassen sich zu Beginn der Gruppenarbeit, also z.B. in der ersten Sitzung, auf diese Weise die „Erwartungen", „Wünsche" und „Befürchtungen" der Teilnehmer erfragen und sammeln.

Am **Ende einer Sitzung** sollte mit einem Angebot abgeschlossen werden, das die gemeinsamen Erlebnisse der Sitzung mit ihren oft berührenden und emotionalen Ereignissen gleichsam wieder abschließt und die Teilnehmer in eine Verfassung bringt, sich nun auch wieder der Gegenwart (z.B. dem Straßenverkehr auf dem Nachhauseweg) zuzuwenden. Sehr gute Erfahrungen habe ich hier mit dem abschließenden Lesen eines passenden Textes (eine Geschichte, ein Gedicht, eine wahre Begebenheit, ein Zeitungsausschnitt usw.) gemacht, wobei das Vorlesen auch von einem Gruppenmitglied übernommen werden kann. Je nach Thema der Sitzung können dies freilich auch andere abschließende Aktivitäten sein.

Auf dem Hintergrund des eben Gesagten wirkt die starre und immer **wiederkehrende Struktur** eines jeden Themas vielleicht nicht mehr ganz so zwanghaft, zumal pro Sitzung ja sowieso eine Auswahl aus den angebotenen methodischen Schritten getroffen werden muß.

Keine Sitzung ohne **Pause**! Patienten sind hinsichtlich ihrer Kräfte und Verarbeitungskapazität nicht vergleichbar mit einem gesunden und in psychologischen Prozessen geschulten Gruppenleiter. In meinen Gruppen, die ich mit MS-Patienten machte, haben wir sogar in unseren 90-Minuten-Sitzungen jeweils zwei Pausen eingelegt. Geben Sie unbedingt vor Beginn der Arbeit den Hinweis, wann bzw. nach welchem methodischen Schritt die Pause kommen wird. Legen Sie die Pause niemals zwischen Vorstellungsübung, Malen und nachfolgendem Gespräch: egal, ob Einzelsitzung oder Gruppe, diese Prozesse dürfen durch keine Pause unterbrochen werden, weil durch diese drei Angebote soviele verschiedene persönliche und gefühlsmäßige Erlebnisse aktualisiert werden und ins Bewußtsein gelangen, daß eine Unterbrechung mit Unruhe etc. hier außerordentlich störend wäre.

Zur **Qualifikation des Kursleiters** ist zu sagen, daß er im pädagogischen bzw. psychosozialen Bereich tätig sein sollte und Erfahrung im Leiten von Gruppen und im Umgang mit belastenden und schwierigen therapeutischen Situationen haben muß. Jeder Gruppenleiter darf sein Angebot an eine Gruppe von Patienten oder auch an eine Einzelperson nur entsprechend der eigenen Qualifikation und momentanen Belastbarkeit machen.

Unsere Absicht war, die Gruppen am Ende des Trainingsprogramms selbst zu befähigen, in der Folgezeit ohne Gruppenleiter im Sinn einer Selbsthilfegruppe weiterzuarbeiten. Wir boten an, sporadisch und bei Bedarf beratend und helfend in die Gruppen zu kommen. Leider hat dieser wünschenswerte Ansatz nie lange geklappt.

Die **Einbeziehung von Angehörigen in den Veränderungsprozeß** ist von großer Wichtigkeit. Wir sind soziale Wesen, unsere Lebensfreude und unsere Sorgen, unsere Pläne und Vorsätze sind fast immer auf andere Menschen bezogen. Mal denken wir besorgt an einen krank liegenden nahen Angehörigen oder Freund, mal freuen wir uns über einen Anruf oder einen Gruß, der uns ausgerichtet wird. Wir nehmen teil an Erfolg oder Mißerfolg unserer Kinder in Schule oder Berufsausbildung, wir sind berührt beim Zerbrechen einer Liebesbeziehung in unserem Freundeskreis.

So sehr uns ein tragendes und unterstützendes soziales System stärken und gesund machen oder gesund erhalten kann, so sehr kann ein kaltes und abweisendes soziales Umfeld oder ein zu enges und Wachstum und Veränderung behinderndes Familienklima unsere Lebenskräfte schwächen und einen Gesundungsprozeß erschweren oder gar verhindern.

Die soziale Komponente bei der Entstehung von Krankheiten wird zunehmend als bedeutsam erkannt und neuere Therapierichtungen tragen dieser Sichtweise Rechnung. Sie machen das „System Familie" zum Gegenstand ihrer Veränderungsintervention: Der Kranke wird nicht mehr als der allein und individuell zu Behandelnde aufgefaßt, seine Erkrankung wird vielmehr verstanden als Ausdruck einer im sozialen System liegenden krankmachenden Störung. Diese Störung im sozialen System sucht sich dann – nach Auffassung der sogen. „systemischen" Therapie – einen „Symptomträger", an dem sie sich ausprägt und an dessen Symptomen sie in Erscheinung tritt. Die Veränderungsschritte zielen demzufolge in erster Linie oder zumindest gleichberechtigt neben der individuellen Behandlung auf die Therapie des individuellen sozialen Systems (z.B. „Systemische Familientherapie").

Die spürbare, vielleicht grundlegende Veränderung eines Menschen, seiner Einstellungen, Gewohnheiten und seiner Verhaltensweisen als Folge einer Therapie ist fast immer für die Angehörigen eine große Herausforderung, die Ängste und Widerstand auslöst. In diesem Widerstand drückt sich die große Verunsicherung aus, mit der neuen und unvertrauten Situation umgehen zu können. Eine Frau entschließt sich plötzlich, aus ihrer Rollenfixierung herauszutreten und mehr auf ihre eigene innere Stimme zu hören, ihren Ärger auszudrücken und nicht mehr „herunterzuschlucken" – und ihr Mann und die sonstige Verwandtschaft reagieren mit Kopfschütteln und Ablehnung – vielleicht sogar mit einer individuellen Brandmarkung. Indem ein Individuum plötzlich eine gewohnte Rolle verläßt und ein neues Verhalten zeigt, fällt es auf und wird leicht als Störenfried behandelt. Individuelle Schuldzuweisungen sind die Folge nach dem Motto: „Warum mußt du alles durcheinanderbringen?", „Warum bist du immer mit allem so unzufrieden?". Ein von Destabilisierung bedrohtes soziales System versucht sich wieder zu festigen, indem es eines seiner Mitglieder stigmatisiert und ausgrenzt.

Gelingt es aber, die Angehörigen oder den Lebenspartner an dem Veränderungsprozeß zu beteiligen und sie/ihn in Gespräche einzubeziehen, so wird oft deutlich, wie groß auch auf der Seite der Angehörigen der innere Druck ist und daß sie für sich nur eben andere Bewältigungsstrategien als der „Symptomträger" gefunden haben, mit diesem Druck zu leben. Plötzlich wird aus dem „Du hast ein Problem!" oder „Du bist sonderbar!" die Erkenntnis „Wir haben ein gemeinsames Problem!" und aus der Frage „Warum ... ?", die ohnehin bei dem Bemühen um Veränderung wenig hilfreich ist, wird die Frage nach dem „Wie können wir gemeinsam ...?".

In der Zeit, als ich in einem psychiatrischen Krankenhaus mit Suchtkranken arbeitete, leitete ich über Jahre die abends stattfindende ambulante „Angehörigengruppe". Ich machte damals die Erfahrung, daß Ehefrauen bzw. Lebenspartnerinnen von stationären Patienten viel bereitwilliger in diese Gruppe und ebenso zu angesetzten Paargesprächen auf die Station kamen als umgekehrt Ehemänner bzw. Lebenspartner von stationären Patientinnen. Als ich dann 1982 die ersten Gruppen nach dem BOCHUMER GESUNDHEITS-TRAINING durchführte und ebenfalls den fast ausschließlich weiblichen Teilnehmern eine zusätzliche Angehörigengruppe anbot, stieß das bei den Gruppenteilnehmerinnen auf großes Interesse. Dennoch kam damals eine solche Gruppe nie richtig zustande, weil die Männer nicht erschienen. Bessere Erfahrungen habe ich dann mit einzelnen Hausbesuchen gemacht, die sich manchmal sogar zu einer Reihe von Familientherapiesitzungen ausweiten ließen.

Bei der Suche nach Wegen, die Angehörigen mit einzubeziehen, sind wir bei der Anwendung des Trainings im Lauf der Jahre dazu übergegangen und arrangieren seit dem etwa in der zeitlichen Mitte des Gruppengeschehens, d.h. nach der 6. oder 7. Sitzung, zum Thema „Ernährung-Bewegung-Schlaf" ein kleines Fest, zu dem die Angehörigen eingeladen werden. Bei dieser Gelegenheit, bei der es bei mitgebrachten Salaten, selbstgebackenem Brot u.dgl. und gemeinsamen kleinen Bewegungsspielen und Kreislaufbelastungsübungen zwanglos zugeht (s. die Ausführungen zu diesem Thema), erhalten die Angehörigen einen Einblick in die Inhalte des Trainings und eine wahrscheinlich vorhandene Skepsis kann vermindert werden. Die Gruppenleitung kann bei dieser Gelegenheit kurz die Inhalte des Trainings und einige Methoden vorstellen, vielleicht können von den Teilnehmern gemalte Bilder aufgehängt werden – und auf diese Weise wird das Interesse auf Seiten der „Gäste" geweckt. Wichtig ist hier auch der Hinweis, daß ja auch jeder sogenannte „Gesunde" von solchen Themen angesprochen wird und Vorteile davon hat, sich damit auseinanderzusetzen.

Wenn sich auf diese Weise Gruppenleitung und Angehörige erst einmal kennengelernt haben, ist eine nachfolgende Kontaktaufnahme spürbar erleichtert.

Was die aufgeführte **Reihenfolge der Themen** des Trainings betrifft, so stellt sie im gewissen Sinn einen Idealfall dar: Kaum eine Gruppe wird die genannte Reihenfolge in genau dieser Weise durchlaufen. Aktuelle Anlässe und besondere Erlebnisse einzelner Gruppenmitglieder, Kränkungen, Verlust von Angehörigen oder gar Gruppenmitgliedern durch Tod, Schwierigkeiten in Beziehungen usw. sind Anlässe, vom Vorgegebenen abzuweichen und das Thema dem aktuellen Anlaß entsprechend zu wählen.

Auch ist es ein gutes Arbeiten, auf ein Thema, das in der Gruppe auf besondere Resonanz gestoßen ist, vielleicht zwei, vielleicht drei Sitzungen zu verwenden und dafür andere Themen fallenzulassen. Weniger ist hier mehr und es ist besser, wenige Themen ausführlich und umfassend genug erarbeitet zu haben als den ganzen Kurs mechanisch zu durchlaufen.

Der Gruppenleiter, der sich zu einem Angebot dieser Art entschließt, sollte sich in erster Linie selbst fragen, an welchen Themen er Freude hätte, wie groß die Teilnehmerzahl sein soll, damit er sich nicht überfordert fühlt, wieviele Sitzungen er zunächst einmal anbieten möchte usw. Er sollte also, wenn er zum ersten Mal eine Gruppe nach diesem Training anbietet, eher auf sich selbst schauen und nicht darauf, was seine Institution von ihm erwartet oder wie groß der Andrang der Patienten ist. Es kommt darauf an, daß der Gruppenleiter zu Beginn Erfolgserlebnisse mit diesem Training hat, die ihm Zuversicht zu weiteren Schritten gibt. In seiner zweiten Gruppe wird er dann schon gelassener sitzen und voller Freude auf die Arbeit, wenn er seine erste quasi für sich selbst gestaltet hat.

Sollten Sie als Leser/Leserin dieses Buches das Trainingsprogramm oder Teile davon **selbständig durcharbeiten** wollen, beachten Sie bitte folgendes: Sehr wichtig ist, daß Sie eine vertraute Bezugsperson zur Seite haben, mit der Sie sprechen können. Darauf sollten Sie den allergrößten Wert legen. In diesem Programm sind bewußt Themen enthalten, die in einer umfassenden Weise zum Überdenken des eigenen bisherigen Lebensstils anregen, die daher durchaus Betroffenheit und Verunsicherung auslösen können. Hier einen vertrauten Menschen als Gesprächspartner zur Seite zu haben halte ich für unerläßlich.

Zum anderen sollten Sie in diesem Fall darauf verzichten, die Vorstellungsübungen im Entspannungszustand zu machen, selbst wenn Ihre vertraute Person zugegen ist und den Text vielleicht vorlesen möchte. Die Vorstellungsübungen stellen eine stark erlebnisaktivierende Methode dar, die Sie nur unter sachkundiger Anleitung und mit der Möglichkeit einer anschließenden sachkundigen Nachbereitung durchführen sollten. Ein Mittelweg könnte darin bestehen, daß Sie sich in einen ruhigen Raum begeben und den Text der jeweiligen Vorstellungsübung langsam lesen, hin und wieder innehalten und dem Gelesenen nachsinnen. Lassen Sie aber die Augen dabei geöffnet.

Lassen Sie sich beim Lesen bzw. Durcharbeiten des Übungsprogramms Zeit: Ebenso wie es sinnvoll ist, einen Einzelkontakt oder eine Gruppensitzung nur etwa einmal pro Woche durchzuführen, sollten Sie auch dann, wenn Sie das Programm allein intensiv in sich aufnehmen wollen, immer wieder einige Tage ohne Lektüre verstreichen lassen: Wir brauchen einfach den inneren Abstand und die notwendige Zeit, daß sich Eindrücke setzen können, daß sie in uns nachwirken, daß sie uns beschäftigen und uns vielleicht zu Erkenntnissen oder Entschlüssen führen – gehen Sie langsam vor und errichten Sie Ihr neues Fundament ruhig und entschlossen.

1. Ort der Ruhe und Kraft

Schwerpunkte, Fragestellungen und Ziele dieser Trainingseinheit:

- Gegenseitiges persönliches Kennenlernen
- Erwartungen und Befürchtungen aussprechen, u.U. aufschreiben
- Vereinbarung, daß alles hier Gesagte vertraulich bleibt
- Einführung in die Grundlagen des Gesundheitstrainings
- Erste kurze Übungen zur Körperentspannung
- Kennenlernen der methodischen Schritte des Trainings
- Jeder Teilnehmer sollte für sich einen Ort der Ruhe finden
- Zutrauen zur Gruppe, zur Gruppenleitung und zum Training fassen

Der methodische Ablauf:

1. Vorstellen, Bekanntmachen, ggf. Anrede klären
2. Erwartungen und Befürchtungen erfragen, u.U. aufschreiben
3. Einführung in das Training durch die Gruppenleitung
4. Erste Übungen zur Körperentspannung (z.B. nach Jacobson)
5. Einige kurze Körperbewegungsübungen
6. Einführung in das Thema „Ort der Ruhe und Kraft"
7. Schriftlich: Fragebogen
8. Gespräche in Kleingruppen (drei bis vier Personen)
9. Vorstellungsübung zum Thema „Ort der Ruhe und Kraft"
10. Malen zum Thema „Ort der Ruhe und Kraft"
11. Erfahrungsaustausch in der Gesamtgruppe
12. Zum Abschluß ggf. Bewegung, Vorlesen eines Textes oder dgl.
13. Hausaufgabe: Aufgabenplan

(Dieser Ablauf ist nicht in einer Sitzung von zwei Stunden unterzubringen, daher sollte die Gruppenleitung Schwerpunkte setzen und das Thema ggf. auf zwei Sitzungen verteilen. Auch muß mindestens eine Pause an geeigneter Stelle eingelegt werden).

Benötigte Materialien:

- Fragebogen sowie Aufgabenplan (vervielfältigt)
- Text der Vorstellungsübung
- ggf. Text zum Vorlesen am Ende der Sitzung
- Kugelschreiber, Malsachen, ggf. Schreibunterlagen
- einige große Bögen Papier (Erwartungen, Befürchtungen)

Themen des Trainings, die mit diesem Thema in Verbindung stehen:

Lebensenergie, Vorsätze, Lebensfreude, Grundbedürfnisse, Abwehrsystem, Berater, Beziehungen, Kränkung, Konflikte, Lebensplanung

Einführung in das BOCHUMER GESUNDHEITSTRAINING sowie in das Thema „Ort der Ruhe und Kraft"

Zu Beginn der ersten Sitzung dieses Trainings wird der Kursleiter eine Einführung in die allgemeinen Grundlagen und Zusammenhänge dieses Übungsansatzes geben, so daß hier das Wichtigste noch einmal kurz zusammengefaßt werden soll:

Unsere Gesundheit läßt sich mit einem Kapital vergleichen, das wir vermehren oder verspielen können: Ist das Kapital verspielt, werden wir krank. Um in diesem Bild zu bleiben: Eine Krankheit macht uns darauf aufmerksam, daß unser Gesundheitskapital aufgebraucht ist und daß es Zeit, vielleicht hohe Zeit ist, dieses Kapital wieder aufzufüllen und zu vermehren.

Ziel dieses Trainings ist es, Ihnen geeignete Wege aufzuzeigen, wie Sie Ihr Gesundheitskapital wieder auffüllen können. Wir werden verschiedene Wege gehen. Einige Wege werden Ihnen vertraut und bekannt sein, andere neu und ungewohnt. Versuchen Sie herauszufinden, auf welchen Wegen Sie am schnellsten Ihr Gesundheitskonto auffüllen können. Wichtig ist, daß Sie die verschiedenen Wege ausprobieren und Ihre eigenen Erfahrungen sammeln.

Wir wollen in diesem Training auf folgenden verschiedenen Wegen an der Stärkung unserer Gesundheit arbeiten:

1. Entspannungsübungen
2. Übungen zur Stärkung des körpereigenen Abwehrsystems
3. Arbeit an Einstellungen, Formulieren von Lebenszielen
4. Beschäftigung mit Dingen, die Freude machen
5. Körperliche Aktivität, gesunde Ernährung, gesunder Schlaf

Diese Aufzählung stellt keine Reihenfolge nach Wichtigkeit dar. Es sind vielmehr wichtige Bereiche, die uns während des Kurses immer wieder beschäftigen werden. Diese Bereiche wurden von dem amerikanischen Ehepaar SIMONTON für ihre Krebspatienten als von besonderer Wichtigkeit benannt, wenn es darum geht, zusätzlich zu einer medizinischen Versorgung die Lebensqualität und die körpereigene Immunabwehr der Patienten zu stärken.

1. Entspannungsübungen

Entspannungsübungen spielen in unserem Gesundheitstraining in verschiedener Hinsicht eine wichtige Rolle. Zunächst gleichen Entspannungsübungen den täglichen Streß am besten aus, so daß er nicht krankheitswirksam werden kann. Oft genügen einige Minuten der Entspannung, um uns wieder in eine ausgeglichenere Stimmungslage zu versetzen.

Zum anderen bringt uns jede Entspannungsübung in Kontakt mit unseren seelischen Bereichen, so daß wir in der Entspannung die Möglichkeit haben, durch mentale Vorgänge, durch formelhafte Vorsätze oder bloße Vorstellungen und Bilder unsere Einstellungen, Vorsätze oder Ängste zu beeinflussen.

Darüber hinaus dienen uns Entspannungsübungen immer auch zum Einleiten einer jeden Vorstellungsübung. Der Grund dafür ist, daß wir im entspannten Zustand viel aufnahmefähiger und bereiter als im normalen Wachzustand sind, die zu uns selbst gesprochenen formelhaften Vorsätze und sonstigen positiven mentalen Prozesse zu behalten, zu speichern oder, wie wir auch sagen könnten, zu „lernen".

In unserem Kurs werden wir das Autogene Training als Entspannungsverfahren vermitteln, da wir in unserer Arbeitsgruppe umfangreiche Erfahrungen damit gemacht haben und die gesundheitlich positive Wirkung dieses Verfahrens vielfältig belegt ist.

2. Das körpereigene Abwehrsystem

Das körpereigene Abwehrsystem spielt bei der Überwindung von Infekten und bei der Kontrolle von krankhaften Prozessen im Körper eine entscheidende Rolle. Die zum Immunsystem gehörenden weißen Blutzellen greifen kranke Zellen und eingedrungene Viren und Bakterien gezielt an und vernichten sie. Unser Immunsystem arbeitet um so zuverlässiger, je seelisch stabiler wir sind.

Das Abwehrsystem arbeitet autonom und läßt sich nicht direkt durch unseren Willen beeinflussen. Und doch ist eine Einflußnahme möglich, wenn wir Vorstellungen, mentale Bilder und gerichtete Phantasien einsetzen, wie es in den Vorstellungsübungen dieses Trainings geschieht.

3. Arbeit an Einstellungen, Formulieren von Lebenszielen

Unser Leben, insbesondere auch unsere Gesundheit, wird von unseren Einstellungen zum Leben und zu uns selbst sehr beeinflußt. Wenn ich von mir selbst die Meinung habe, ein Pechvogel zu sein, werde ich auch tatsächlich häufiger Pech haben als ein Mensch, der sich selbst für einen Glückspilz hält. Wenn ich daher erkenne, daß bestimmte meiner Einstellungen für mich schädlich sind, ist es ratsam, diese Einstellungen zu korrigieren. Wie sich eigene Einstellungen erkennen und evtl. verändern lassen, werden wir bei verschiedenen Themen dieses Übungsprogramms kennenlernen.

Unsere Lebensenergie hängt auch sehr davon ab, ob wir wichtige Lebensaufgaben zu erfüllen haben, ob wir gebraucht werden, ob wir klar wissen, wofür wir leben.

Menschen, die bei Erreichen der Altersgrenze aus dem Berufsleben ausscheiden und keine Lebensaufgabe mehr haben, sterben häufig im ersten Jahr des Ruhestandes.

Auch der Bereich der Religiosität gehört hierher sowie Fragen, die unsere Vorstellungen vom Weiterleben nach dem Tod betreffen. Vielleicht hat Religiosität, in welcher Form auch immer, bzw. das Fehlen solcher Überzeugungen Einfluß auf unseren Wunsch, gesund zu werden oder gesund zu bleiben.

Für jeden, der sich um mehr Gesundheit bemüht, kann es daher eine entscheidende Frage sein, welche Lebensziele für ihn wichtig sind und ob es vielleicht an der Zeit ist, bisherige Lebensziele zu überdenken.

4. Beschäftigen mit Dingen, die Freude machen

Unsere Lebensenergie, die wir für die Aufrechterhaltung unserer Gesundheit unbedingt benötigen, hängt sehr davon ab, ob uns unser Leben insgesamt Freude bereitet. Wenn wir ausschließlich Dinge tun, die keinen Spaß machen, die wir lediglich aus Pflichtbewußtsein heraus tun und die uns vielleicht nur Ärger bereiten, nimmt unsere Lebensfreude und Vitalität ab und unsere Krankheitsbereitschaft zu.

Es ist daher besonders wichtig, öfter auch Dinge zu tun, die uns Freude bereiten, die uns Spaß machen, wo wir ausgelassen oder auch nur einfach vergnügt sind. Vielleicht müssen wir uns zunächst sogar ein wenig zu solchen Dingen überreden, weil sie zu uns Erwachsenen ja oft recht wenig zu passen scheinen. Und doch hat Gesundheit in einem ganzheitlichen Sinn des Wortes sehr viel auch mit Freude, Begeisterung und Vitalität zu tun.

Wir werden in diesem Training verschiedene Übungen durchführen, die uns mit der Zeit befähigen, unser Leben mit mehr Freude zu genießen.

5. Ernährung, Bewegung, Schlaf

Fehl- oder Mangelernährung kann uns matt und lustlos, ja depressiv und mißgestimmt machen. Vollwertige Ernährung, ballaststoffreiche, eiweiß-, vitamin- und mineralstoffreiche Kost trägt sehr zum körperlichen und seelischen Wohlbefinden bei.

Unser Lebensgefühl hängt auch wesentlich von unserer körperlichen Verfassung, unserer Spannkraft und einer gewissen Belastbarkeit ab, ohne daß wir gleich Sportler sein müssen. Regelmäßige körperliche Bewegung, längere Spaziergänge in frischer Luft bis hin zum Sport können uns in einer positiven Weise stärken und vitalisieren.

Die Lebensnotwendigkeit unseres natürlichen Nachtschlafes erlebt ein jeder, der sich unausgeschlafen an eine Arbeit macht: lustlos, müde und ohne Einfälle, mit erhöhtem Fehler- und Unfallrisiko sind wir nur „halbe" Menschen – und wie ganz anders fühlen wir uns nach erholsam durchschlafener Nacht. Menschen auf weiten Reisen leiden unter den Folgen ihres zeitlich verschobenen Schlafes und brauchen danach mehrere Tage, bis sie sich wieder angeglichen haben.

Bei dem Thema **„Ort der Ruhe und Kraft"** geht es um Erfahrungen bzw. um Erlebnisse mit bestimmten Orten oder Plätzen, die uns ein Gefühl von Kraft, Sicherheit und Ruhe vermitteln. Erlebnisse am Meer, an einem Fluß oder Bach, an bestimmten Plätzen der eigenen Wohnung oder in der unmittelbaren Lebensumgebung. Vielleicht haben wir dieses Ruheerlebnis auch in bestimmten Räumen, in Kirchen oder Kapellen gehabt, oder sonst in der Natur, an einer Quelle oder unter einem bestimmten Baum.

Wir wollen uns diese Erlebnisse recht deutlich und intensiv ins Bewußtsein bringen und das Gefühl der Stärkung und Beruhigung bewußt wahrnehmen. Und dabei kann es auch geschehen, daß ganz neue und überraschende Bilder und Erinnerungen in uns aufsteigen, Erlebnisse der Ruhe und der Kraft, an die wir schon lange nicht mehr gedacht haben.

Das Vergegenwärtigen solcher Bilder und Erinnerungen ist mit Veränderungen in unserem Körper verbunden: Die Biorhythmen Puls und Atmung verlangsamen sich, der Blutdruck sinkt etwas ab und der Körper befindet sich in einem Zustand der Regeneration.

Seelisch ergeht es uns so, als befänden wir uns tatsächlich an diesem Ort. Wir können Gefühle der Freude und Gelassenheit, der Vitalität oder der kraftvollen Ruhe empfinden und solche imaginären Erlebnisse können sich zu erstaunlicher Intensität steigern.

Naturvölker ebenso wie die versunkenen Hochkulturen der Menschheitsgeschichte haben von jeher bestimmte Plätze in der Natur aufgesucht und für heilig erklärt: Felsgrotten oder Berggipfel, Quellen oder Seen, einsam gelegene Haine oder auch exponierte Stellen über Städten oder an Häfen. Von Priestern oder Priesterinnen bewacht, waren sie Zentren der Gemeinsamkeit mit den Gottheiten, Orte der Genesung und Heilung, der inneren Klärung und Stärkung.

An alten Bäumen wurde Recht gesprochen, an bestimmten Orten wurde das Orakel befragt, das Pilgern zu bestimmten Plätzen war mit dem Glauben an Wohlergehen und Gesundheit im weiteren Leben verbunden.

Kultische Handlungen, Initiationsrituale beim Eintritt in das Mannesalter, Bitt-Tänze um Regen, um eine Schwangerschaft oder den Sieg in einer Schlacht, Opfer für die Gottheiten – alles geschah an diesen heiligen Plätzen, von Priestern oder Schamanen, heiligen Frauen und Heilern ausgeführt oder beaufsichtigt. Viele dieser Plätze waren den Menschen so heilig, daß sich dort ganze Tempelbezirke bildeten, die nicht für jedermann zugänglich waren.

Selbst die großen Kirchenbaumeister der romanischen und gotischen Basiliken bzw. Kathedralen haben den Ort, an dem eine neue Kirche errichtet werden sollte, sorgfältig von kundigen Männern mit Erdpendeln und Wünschelruten auswählen lassen, damit „ein Segen" auf dem ganzen Unternehmen liege.-

Uns gegenwärtigen Menschen des aufgeklärten Computerzeitalters sind diese Empfindungen nicht mehr so vertraut, und doch hat fast jeder von uns eine Wahrnehmung dafür, ob wir uns an bestimmten Plätzen oder Orten wohlfühlen oder nicht.

Menschen reagieren sehr unterschiedlich auf bestimmte Orte: Während den einen eine blühende Frühlingswiese oder ein Bachlauf, ein Berggipfel oder das Meer in seinen Bann zieht, ist es für den anderen vielleicht ein stiller Innenraum, eine Kapelle oder sonst ein „geweihter" Ort, ein Tempelbezirk oder eine kultische Opferstätte. Urlaubserinnerungen werden wach und vermischen sich in der Phantasie wie im Traum mit unseren Alltagserfahrungen.

Es ist daher wichtig, sich selbst für Eindrücke zu öffnen, die sich in uns formen und die wir vielleicht mit unserem rationalen Verstand im Wachzustand zurückweisen würden. In der Phantasie, während der Vorstellungsübung, kann sich uns die Kraft und Ruhe dieses Platzes oder Ortes mitteilen, gleichsam in uns übergehen – und wir kommen gestärkt und bereichert in unseren Alltag zurück.

Ort der Ruhe und Kraft

Fragebogen

1. An welchen Orten – real oder erträumt – fühle ich mich besonders wohl oder habe ich mich bisher besonders wohl gefühlt?

2. Welches ist davon mein Lieblingsort, der mir die meiste Ruhe und Kraft gibt? Was ist für mich das Besondere dieses Ortes?

3. Bin ich dort lieber allein oder mit Anderen zusammen?

4. Welche Gefühle verbinden mich mit diesem Ort? Was zieht mich dort hin?

Vorstellungsübung: Ort der Ruhe und Kraft

In der folgenden Vorstellungsübung werden verschiedene Gesichtspunkte des heutigen Themas angesprochen. Wählen Sie das für sich aus, was Sie besonders anspricht und lassen Sie das andere beiseite. –

Setze dich oder lege dich locker und bequem hin. Mache es dir so bequem wie möglich und schließe die Augen.

Verändere solange deine Lage oder deine Haltung, bis du ganz bequem und ganz entspannt sitzt oder liegst.

Alles um dich herum ist jetzt völlig gleichgültig. Du mußt jetzt überhaupt nichts leisten. Und vielleicht korrigierst du noch einmal deine Haltung, bis du dich ganz wohl fühlst.

Du mußt jetzt überhaupt nichts leisten. Alles um dich herum ist jetzt völlig gleichgültig.

Achte darauf, wo du Kontakt zu deiner Unterlage hast, an den Füßen, an den Unter- und Oberschenkeln, am Gesäß, am Rücken und an den Schultern. Vielleicht am Kopf, an den Armen und Händen.

Laß dir Zeit.

Laß deine Gedanken kommen und gehen und hänge ihnen einfach nach. Laß alle Gedanken zu, die in dir aufsteigen und wende dich ihnen bewußt zu. Heiße sie gleichsam willkommen wie gute Bekannte oder Freunde.

Und wende dann deine Aufmerksamkeit den Geräuschen zu. Richte deine ganze Aufmerksamkeit einmal nur auf die Geräusche, die du hörst. Nimm alles ganz genau wahr.

Und dann wende deine Aufmerksamkeit ganz deinem Körper zu. Gehe mit deinem Bewußtsein, deiner Aufmerksamkeit zu deinem Körper und nimm ihn wahr.

Gehe in Gedanken deinen Körper durch, beginnend mit den Füßen und Beinen und aufsteigend zum Bauch und zu deinem Geschlecht, aufsteigend zum Oberkörper, zum Kopf und zu den Armen. Nimm deinen Körper einfach so wahr, wie er jetzt ist.

Vielleicht spürst du Veränderungen in deinem Körper? Vielleicht erlebst du seinen Rhythmus, deine Atmung oder deinen Puls? Nimm einfach alles genau wahr und laß dir Zeit beim Erleben deines Körpers. –

Und nun stelle dir einmal einen Ort vor, an dem du dich wohlfühlst, an dem du dich am besten entspannen und erholen kannst. Wähle dir diesen Ort aus deiner Phantasie oder aus deiner konkreten Erinnerung.

Achte auf die Besonderheiten dieses Ortes, die Geräusche, auf seine Gerüche, die Farben, die dich da umgeben – und nimm einfach die Bilder an, die gerade in dir aufsteigen.

Laß einfach alles geschehen – und schau dich an deinem Ort der Ruhe und der Kraft um.

Laß seine Einzelheiten, seine Besonderheiten, die Geräusche, die Gerüche, die Farben immer deutlicher in dir werden. Genieße die Ruhe und die Kraft, die du an diesem Ort spürst.

Nimm von der Ruhe, der Kraft und der Energie deines Ortes so viel wie möglich in dich auf. Dies ist dein Ort der Ruhe und der Kraft, an dem alle Sorgen und Ängste von dir abfallen – an dem du neue Lebensenergie und Zuversicht aufnehmen kannst.

Vielleicht wechseln die Bilder – und es steigen andere Vorstellungen in dir auf, andere Vorstellungen von Ruhe, von Kraft, von Geborgenheit. Vielleicht siehst du dich an anderen Orten, vielleicht allein, vielleicht mit anderen Menschen zusammen.

Genieße deinen Ort der Ruhe und der Kraft so intensiv wie möglich und laß dir Zeit dabei. –

Und dann verabschiede dich allmählich von deinem Ort der Ruhe und der Kraft. Du weißt, daß du jederzeit in deiner Vorstellung an diesen Ort zurückkehren kannst, um neue Ruhe, um neue Energie in dich aufzunehmen.

Laß dir nun Zeit, das noch einmal nachzuerleben, was du in dieser Vorstellungsübung erlebt und erfahren hast. –

Stelle dich nun allmählich darauf ein, diese Übung bald zu beenden.

Und nun beende die Übung in der folgenden Reihenfolge: Die Augen bleiben zunächst geschlossen. Beginne tief einzuatmen und tief wieder auszuatmen. Stelle dir dabei vor, wie du bei jedem Atemzug Kraft und Ruhe in dich aufnimmst, was immer du darunter verstehst – und wie du beim Ausatmen diese Kraft und Ruhe in deinen ganzen Körper strömen läßt. Nimm soviel Ruhe und Kraft in dich auf, wie es dir möglich ist.

Fange nun bei geschlossenen Augen an, deinen Körper zu bewegen, zuerst die Finger, die Hände ein paarmal kräftig zu Fäusten ballen und wieder öffnen und dabei kräftig weiteratmen. Dann bei geschlossenen Augen die Arme und Beine kräftig bewegen, beugen und strecken, recken und dehnen – und ganz zum Schluß die Augen weit öffnen.

Mache dir bewußt, in welchem Raum du dich befindest und laß dir nun Zeit, in deiner Gegenwart richtig anzukommen. – –

Wenn Sie diese Vorstellungsübung im Liegen gemacht haben, so drehen Sie sich bitte jetzt langsam auf die Seite und setzen Sie sich auf. Bleiben Sie mit geöffneten Augen nun noch eine Weile ruhig sitzen. –

Aufgabenplan / Notizen

Auf dieser Seite können Sie sich Ihre Notizen machen und Vorsätze niederschreiben, was Sie in den Tagen bis zur nächsten Gruppen- bzw. Einzelsitzung für Ihre Gesundheit tun wollen und welche der bisher kennengelernten Übungen Sie wiederholen wollen.

1. Welche bestimmte Übung der heutigen Sitzung hat mich besonders angesprochen?

2. An welchen Tagen und zu welcher Zeit werde ich mich erneut mit eben dieser Übung beschäftigen?

3. Welche äußeren Störeinflüsse muß ich dabei besonders beachten bzw. ausschalten?

4. Wie kann ich das Wertvolle dieser Übung in meinen Alltag einbeziehen?

Selbstkontrolle (kurz vor der nächsten Gruppensitzung auszufüllen):

5. Was von dem, was ich mir vorgenommen habe, konnte ich verwirklichen? und was nicht?

6. Was fiel mir besonders schwer, was besonders leicht?

7. Was hat mir große Freude gemacht?

8. Hatte ich mir zu viel vorgenommen?

9. Welche Zweifel sind mir gekommen? Und was will ich in der nächsten Sitzung fragen oder einbringen?

Platz für Notizen:

2. Lebensenergie

Schwerpunkte, Fragestellungen und Ziele dieser Trainingseinheit:

- Einführung in das Autogene Training (AT)
- Schwere-Übung des AT kennenlernen und üben
- Auseinandersetzung mit Fragen der eigenen Lebensenergie
- Was verstehe ich unter Vitalität?
- Kann ich selber etwas zu meiner Lebensenergie beitragen?
- Wie kann ich meine Lebensenergie stärken, stabilisieren?
- Woher beziehe ich besonders meine Lebensenergie?
- Wechselwirkungen zwischen Psyche und Vitalität
- Wechselwirkungen zwischen eigener Gesundheit und Vitalität

Der methodische Ablauf:

1. Kurzer Austausch in der Gruppe über die vergangene Woche
2. Überblick über die heutigen Inhalte und methodischen Schritte
3. Einführung ins Autogene Training
4. Die Schwere-Übung des AT
5. Austausch über die soeben gemachte AT-Übung
6. Körperbewegung: Herumgehen, Atmen, Lockern, Dehnen
7. Nonverbale pantomimische Übung zur Einführung des Themas
8. Einführung in das Thema „Lebensenergie"
9. Schriftlich: Fragebogen A und/oder B
10. Gespräche in Kleingruppen (zu je drei Personen)
11. Vorstellungsübung zum Thema „Lebensenergie"
12. Malen zum Thema „Lebensenergie"
13. Erfahrungsaustausch in der Gesamtgruppe
14. Zum Abschluß ggf. Vorlesen eines passenden Textes
15. Hausaufgabe: Aufgabenplan

(Dieser Ablauf ist nicht in einer Sitzung von zwei Stunden unterzubringen, daher sollte die Gruppenleitung Schwerpunkte setzen und das Thema ggf. auf zwei Sitzungen verteilen. Auch muß mindestens eine Pause an geeigneter Stelle eingelegt werden).

Benötigte Materialien:

- Fragebogen A und B sowie Aufgabenplan (vervielfältigt)
- Text der Vorstellungsübung
- ggf. Text zum Vorlesen am Ende der Sitzung
- Kugelschreiber, Malsachen, ggf. Schreibunterlagen
- einige große Bögen Papier, Filzstifte
- ggf. Musikkassette zur Bewegung oder dgl.

Themen des Trainings, die mit diesem Thema in Verbindung stehen:

Ort der Ruhe, Vorsätze, Selbstvertrauen, Lebensfreude, Grundbedürfnisse, Ernährung-Bewegung-Schlaf, Abwehrsystem, Berater, Beziehungen, Kränkung, Konflikte, Lebensplanung

Einführung

Wir haben in der Einführung zum Thema „Ort der Ruhe und Kraft" unsere Gesundheit mit einem Kapital verglichen, das wir vermehren oder vergeuden können. Geht das Kapital zur Neige, werden wir krank. Unsere positive oder negative Gesundheitsbilanz können wir, sofern wir darauf achten, spüren.

Eine positive Gesundheitsbilanz ist mit dem Gefühl von Lebensenergie, Lebenskraft und Vitalität verbunden, eine negative eher mit dem Gefühl von Antriebslosigkeit, Unlust und Niedergeschlagenheit.

Wenn es uns also gelänge, unsere Lebensenergie zu steigern, hätten wir ein Mittel in der Hand, unsere Gesundheitsbilanz positiv zu verändern. Aus diesem Grund wollen wir in dieser Trainingseinheit darüber nachdenken, woher unsere Lebensenergie kommt und wie wir sie vermehren können.

Wir können folgende Bereiche unterscheiden, aus denen wir Lebensenergie in unterschiedlicher Weise beziehen können:

1. der stofflich-materielle Bereich
2. der Bereich vitaler Grundbedürfnisse
3. ein verstandesmäßiger Bereich
4. ein geistig-schöpferischer Bereich

Diese Bereiche lassen sich nicht strikt voneinander trennen, sie überschneiden sich in vielfacher Hinsicht, bedingen einander und bauen aufeinander auf.

1. Der stofflich-materielle Bereich

Unser Körper braucht zur Aufrechterhaltung seiner Lebensprozesse verschiedene Formen der Energie. Diese beziehen wir aus unserer Nahrung. Die Nahrung wird im Körper mit Hilfe des Sauerstoffs aus der Atemluft verarbeitet. Um Energie zu bekommen, müssen wir daher essen, trinken und atmen.

Außerdem braucht unser Körper eine ganze Reihe lebenswichtiger Stoffe, vom Wasser über Mineralien und Eiweiß bis hin zu Vitaminen und Spurenelementen. Wenn wir auch nur von einem dieser Stoffe zu wenig aufnehmen, funktioniert unser Organismus nicht mehr ordnungsgemäß und unsere Lebensenergie, unsere Vitalität, sinkt. Es genügt also nicht, daß wir genügend Kalorien mit der Nahrung aufnehmen. Unsere Nahrung muß so vielfältig sein, daß wir mit ihr alle lebenswichtigen Stoffe aufnehmen.

2. Der Bereich vitaler Grundbedürfnisse

Wenn wir trinken, atmen und uns ausreichend und vollwertig ernähren, garantiert dies noch lange nicht, daß wir vital und voller Energie sind.

Bedürfnisse eines weiten Bereichs, den wir mit allen höheren Lebewesen, z.B. mit einer Katze, gemeinsam haben, müssen erfüllt sein, damit wir uns wohlfühlen. Was braucht eine Katze ebenso wie wir? Sie schläft und sie entspannt sich, sie bewegt sich, beobachtet ihre Umgebung, spielt, sucht Kontakt, paart sich, erprobt ihre Kraft und Schnelligkeit, will ungestört für sich sein, kann aggressiv und zärtlich sein. Fehlt der Katze einer dieser Bereiche für längere Zeit, wird sie krank, vielleicht wird sie sogar sterben.

Ebenso wie eine Katze brauchen wir Menschen, um gesund zu bleiben und uns zufrieden und voller Lebensenergie zu fühlen,

– **genügend Schlaf**: Der Schlaf ist für die Erholungsvorgänge in unserem Körper lebensnotwendig. Nur bei ausreichendem Schlaf stellt sich, auch wenn alle anderen Faktoren stimmen, im Wachzustand das Gefühl der Spannkraft und Vitalität ein. Zuwenig Schlaf wird früher oder später zu schweren Gesundheitsstörungen führen.

– **genügend Entspannung und Erholung**: Je hektischer und aufregender unser Tagesablauf ist, desto dringender benötigen wir Phasen der Entspannung und Erholung. In der Regel denken wir jedoch gerade in Zeiten der Hektik und Überforderung besonders selten an diese Notwendigkeit. Um so wichtiger ist es, gerade dann durch kurze Pausen, kurzes Aufstehen und Herumgehen, einige tiefe Atemzüge am offenen Fenster usw. für einen Ausgleich, für eine Verschiebung der Energie-Bilanz zu sorgen. Mehrere kurze Entspannungsphasen während des Tages, vielleicht sogar in Verbindung mit dem Autogenen Training, geben Spannkraft, machen Kopf und Geist wieder frei, wirken belebend und stimmungsverbessernd.

Nach der Arbeit Gespräche mit Freunden, Geselligkeit, anregende und vielleicht festliche Anlässe, Wochenendausflüge usw. werden ihren guten Einfluß auf unsere Zufriedenheit und Belastbarkeit nicht verfehlen. (Goethe dichtet im *Schatzgräber*: „Tages Arbeit – abends Gäste / saure Wochen – frohe Feste / sei dein künftig Zauberwort").

– **genügend Bewegung**: Bewegungslosigkeit macht schlapp. Vermutlich haben Sie schon an sich selbst beobachtet, wie Sie während eines Vortrags oder in einem Theaterstück immer müder wurden, obwohl das Thema oder der Stoff Sie interessierte. In solch einem Fall genügt oft eine kurze Bewegungsphase, vielleicht nur das mehr oder weniger unauffällige Rekeln und Strecken auf ihrem Stuhl, um wieder „dabei" zu sein. Arbeitspausen werden viel erholsamer, wenn wir uns während der Pause bewegen: Die Atmung wird tiefer und bringt Sauerstoff ins Blut und damit ins Gehirn: Herz und Kreislauf werden angeregt und regulieren den Blutdruck usw. Durch Körperbewegung, besonders wenn eine gewisse Anstrengung beteiligt ist, werden im Gehirn bestimmte Hormone freigesetzt (sogen. „Neuropeptide"), die positiv auf unsere seelische Verfassung wirken: Das ist der Grund, weshalb wir uns nach einem längeren Spaziergang oft in deutlich gehobener Stimmung befinden.

– **genügend Wahrnehmung**: Beobachten, zuschauen, hören und fühlen, sich selbst und andere wahrnehmen, gehört ebenfalls zu unseren Grundbedürfnissen. Wird einem isolierten Menschen in einem dunklen, schalldichten Raum jegliche Wahrnehmung abgeschnitten, wie es in Experimenten geschehen ist, treten sehr bald große seelische und körperliche Probleme auf: Angstzustände, Schlaflosigkeit, Verdauungsstörungen, Herzrhythmusstörungen usw. stellen sich ein. Diese schwere und bedrohliche gesundheitliche Krise, die durch das Fehlen von Reizen und Wahrnehmung bei der Versuchsperson ausgelöst wird, belegt, wie lebensnotwendig für uns das Aufnehmen und Verarbeiten von Sinneseindrücken ist.

– **genügend spielerische Tätigkeit**: Kinder schöpfen aus ihrem Spiel sehr viel Freude, Kraft und Energie, sie können stundenlang spielen, ohne zu ermüden – und sie lernen „spielend". Für uns Erwachsene ist diese Energiequelle viel schwerer zugänglich, weil es uns allzu oft aberzogen wurde, eine Sache nur um der Freude willen zu tun, die sie uns schenkt. Forderungen der Leistung, der Konkurrenz, der Rivalität und Kategorien der Bewertung stehen uns oft im Weg, wenn es um „nutzloses", rein spielerisches Verhalten geht. Um so wünschenswerter ist es, die eigene Phantasie und die Freude an spielerischer Betätigung neu zu entdecken.

– **genügend Kontakt**: Es gibt Menschen, die in jahrelanger Isolation auf Inseln überlebt haben. Und doch ist es gerade die Einsamkeit, die Menschen so oft krank und unglücklich macht. Wir brauchen Kontakt, geselligen, anregenden Austausch, die intime Zärtlichkeit einer liebevollen Zweisamkeit, das fröhliche Lachen mit Freunden ebenso wie die langen ernsten Gespräche. Was Menschen alles aufbieten, um Kontakt und Anschluß zu bekommen, und was sie auch bereit sind, dafür zu opfern, zeigt, für wie lebensnotwendig sie ihn einstufen. Das Bedürfnis nach Kontakt kann so stark sein, daß es für manche Menschen besser ist, sich lieber mit anderen zu streiten, als einsam und ohne allen Kontakt zu leben.

Unser Selbstvertrauen, unser Bild von uns selbst formt sich durch Erfahrungen, die wir im sozialen Miteinander machen. Auch in unserer Trainingsgruppe können wir üben, befriedigender miteinander umzugehen und aus der Begegnung mit den Anderen Freude und Lebensenergie zu schöpfen.

3. Der verstandesmäßige Bereich

Im Unterschied zu einer Katze haben wir Menschen die Fähigkeit, vorauszudenken und zu planen. Tagsüber denken wir häufig daran, was wir heute alles erledigen müssen. Ziele und Aufgaben zu haben ist für uns lebensnotwendig. Menschen, denen plötzlich ihre Ziele und Aufgaben genommen werden, wie z.B. am Ende der Berufstätigkeit, geraten in schwere Krisen, werden oft krank und depressiv. Sie sterben insbesondere im Jahr nach dem Ende der Berufstätigkeit mit höherer Wahrscheinlichkeit als zu jedem anderen Zeitpunkt ihres Lebens.

Es ist daher besonders wichtig, Lebensziele und Aufgaben zu haben, für die es sich lohnt, zu leben bzw. gesund zu werden. Dabei kommt es häufig vor, daß gerade diejenigen Menschen, die sich von einer schweren, vielleicht lebensbedrohlichen Krankheit wieder erholt haben und gesund geworden sind, ihre bisherigen Lebensziele für sich ganz neu definieren und in ihrem Leben fortan völlig neue Schwerpunkte und Wertmaßstäbe setzen.

Solche Pläne und Lebensaufgaben können in sehr verschiedenen Bereichen liegen:

– **Familie**: Gestaltung eines schönen Zuhauses, liebevolle Beziehungen zu den Famili-

enmitgliedern, Familienfeste, offene Bearbeitung von Konflikten, Urlaube, gemeinsame Kinobesuche usw.
- **Freizeit**: Hobbys pflegen, mit Freunden zusammensein, sich einem Verein anschließen, Sport treiben, Wandern usw.
- **Beruf**: Weiterbildungen, Arbeitsplatzwechsel, Umschulungen, Bemühen um bessere Qualifikation und Bezahlung usw.
- **Soziales Umfeld**: Mithelfen in der Gemeinde bei sozialen Aufgaben, das Weitergeben eigener Kenntnisse und Fähigkeiten an Mitmenschen, Unterstützung Hilfsbedürftiger usw.

4. Der geistig-schöpferische Bereich

Zu diesem Bereich wollen wir alle diejenigen menschlichen Bestrebungen und Aktivitäten rechnen, die wir mit unserem Verstand allein nicht hinreichend erklären können. Wenn ein Künstler sein ganzes Leben dafür einsetzt und damit verbringt, Werke zu schaffen, die „eigentlich" keinen materiellen Wert haben und auch nicht lebensnotwendig sind (z.B. Musikstücke komponiert), so kann er dennoch viel Lebensenergie aus dieser Tätigkeit schöpfen, ja er wird dies sogar meist als das eigentliche Ziel seines Lebens betrachten.

Der Eine interessiert sich für fremde Kulturen und ferne Länder, liest darüber, geht in Vorträge und Filmabende, der Andere beschäftigt sich mit einem Garten, erlernt das Veredeln von Rosen und erfreut sich am Wachsen und Blühen. Oder jemand beschließt, auf dem zweiten Bildungsweg die Hochschulreife zu erwerben und dann ein Studium zu beginnen.

Solche geistig-schöpferischen Ziele können sehr unterschiedlich ausgerichtet sein:
- **künstlerisch**: malen, musizieren, schreiben und dichten, Theater spielen, töpfern, Stoffe zuschneiden und schneidern usw.
- **geistig-religiös**: meditieren, beten, bestimmte Texte lesen, bestimmte Lieder singen, bestimmte Naturerlebnisse aufsuchen usw.
- **wissenschaftlich-intellektuell**: interessiert sein an Natur- oder Geisteswissenschaften, forschen, experimentieren, diskutieren usw.

In dieser Einführung ins Thema „Lebensenergie" haben wir vier große Bereiche genannt, aus denen uns Kraft und Vitalität zufließen kann. Daß sich diese vier Bereiche und die genannten Unterbereiche oft überschneiden und keineswegs getrennt werden sollten, liegt auf der Hand. Vielleicht hilft uns diese Einteilung jedoch dabei, die Quellen, aus denen uns Lebensenergie zufließt, im Überblick zu ordnen und damit anschaulicher zu machen.

Eine Stärkung unserer Lebenskraft können wir auch erreichen, indem wir uns an Ereignisse unseres Lebens erinnern, als es uns einmal besonders gut ging, als wir uns glücklich und zuversichtlich gefühlt haben. Jedesmal, wenn wir Wertschätzung und Liebe erfahren haben, Beachtung und Anerkennung, lebten wir auf und fühlten uns stark und gesund. Allein schon die Erinnerung daran, daß uns Menschen einmal wertvoll und liebenswert fanden, kann wie ein stärkender Impuls wirken, unser Denken wieder positiv verändern und unser Selbstwertgefühl und unsere Lebenskraft stärken, selbst wenn damit auch wehmütige Erinnerungen auftauchen.

Wenn wir im nachhinein die verschiedenen Quellen unserer Lebensenergie betrachten, sind sie den verschiedenen Wegen sehr ähnlich, auf denen wir unser Gesundheitskapital vermehren können, und wir verstehen jetzt auch, warum das so sein muß: Alles, was unsere Lebensenergie stärkt, stärkt auch unsere Gesundheit.

Lebensenergie

Fragebogen A

1. Was ist für mich und was bedeutet für mich Lebensenergie?

2. Aus welchen verschiedenen Lebensbereichen bekomme ich die meiste Lebensenergie?

3. Welche Ereignisse in meinem **privaten** Leben haben mir bisher besonders intensiv das Gefühl von Selbstsicherheit, Kraft, Kompetenz und Wertschätzung gegeben?

4. Welche Ereignisse in meinem **beruflichen** Lebes haben mir bisher besonder intensiv das Gefühl von Selbstsicherheit, Kraft, Kompetenz und Wertschätzung gegeben?

5. Aus welchen verschiedenen Lebensbereichen bekomme ich die meiste Lebensenergie? (siehe Frage 2). Zeichne, je nach Wichtigkeit, unterschiedlich große „Tortenstücke" in den nebenstehenden Kreis.

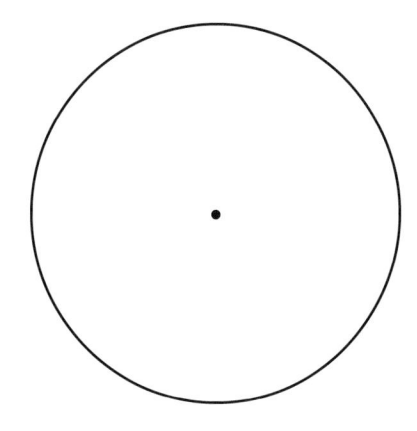

Lebensenergie

Fragebogen B

Was macht mir Freude?

1. Ich schreibe mir mindestens 20 verschiedene Dinge auf, die mir Freude machen und **nichts kosten**:

2. Ich schreibe mir mindestens 20 verschiedene Dinge auf, die mir Freude machen und **nur sehr wenig kosten**.

3. Welche der genannten Dinge möchte ich in den nächsten zwei Wochen auf jeden Fall machen oder ausprobieren?

Vorstellungsübung: Lebensenergie

In der folgenden Vorstellungsübung werden verschiedene Gesichtspunkte des heutigen Themas angesprochen. Wählen Sie das für sich aus, was Sie besonders anspricht und lassen Sie das andere beiseite. –

Setze dich oder lege dich locker und bequem hin, mach es dir so bequem wie möglich und schließe die Augen. Spüre, ob du auch ganz bequem und locker sitzt oder liegst – und wenn dich noch etwas stört, verändere ruhig noch deine Lage.

Und nun kämme sozusagen mit deinem inneren Auge deinen Körper durch, d.h. versuche zu spüren, wie dein Körper auf der Unterlage aufliegt. Du brauchst dabei deine Lage nicht zu verändern, versuche nur zu spüren, wie, auf welche Weise die einzelnen Teile und Stellen deines Körpers mit der Unterlage in Berührung sind.

Beginne mit den Füßen: Liegen deine beiden Fersen – oder stehen deine beiden Fußsohlen gleichermaßen auf dem Boden auf? Berühren sie beide die Unterlage mit der gleichen Stelle?

Und deine Beine: Fühlt sich die Art, wie dein linkes Bein mit der Unterlage in Kontakt ist ebenso an wie der Kontakt des rechten Beines?

Und fahre damit fort. Vergleiche jetzt, wie dein linkes Hüftgelenk die Unterlage berührt und wie dein rechtes, das Becken links und rechts, und der Brustkasten, die Rippen. Bewegen sich die Rippen, wenn du atmest, links und rechts auf die gleiche Weise?

Und dein Rücken und die beiden Schulterblätter. Berührt dein Rücken links und rechts der Wirbelsäule die Unterlage auf die gleiche Weise?

Und der Kopf, wie fühlt er sich an? und wie liegt er vielleicht auf der Unterlage auf?

Achte nun auf deine Atmung. Deine Atmung geht ruhig und gleichmäßig. Erlebe und genieße das ruhige Fließen deiner Atemzüge und spüre, wie du dich bei jedem Ausatmen immer tiefer und tiefer entspannst.

Und nun stell' dir einen Ort der Ruhe und der Kraft vor, einen Ort, an dem du dich besonders wohlfühlst und dich besonders gut entspannen kannst. Achte auf die Besonderheiten dieses Ortes, auf die Gerüche, auf die Geräusche, die Farben, die dich dort umgeben. Nimm von seiner Kraft und Energie und von seiner Ruhe soviel wie möglich in dich auf. Laß dir Zeit an diesem Ort.

Und nun, an deinem Ort der Ruhe, stelle dir die Bereiche deines Lebens vor, aus denen du Lebensenergie und Vitalität schöpfst.

Laß dir Zeit bei deinen Vorstellungen.

Versuche für dich herauszufinden, aus welchen Bereichen dir die meiste Lebensenergie zufließt. Vielleicht ist es mehr der berufliche Bereich, vielleicht mehr der private. Und richte dann deine Aufmerksamkeit auf den Bereich, aus dem du die meiste Energie schöpfst. Und verweile bei diesen Vorstellungen und Bildern.

Rufe dir diese Situationen, aus denen du die meiste Lebensenergie schöpfst, so intensiv wie möglich ins Bewußtsein und achte dabei besonders auf deine Gefühle.

Laß dir jetzt einige Augenblicke Zeit, dich diesen Vorstellungen hinzugeben.

Mach dir bewußt, wie deine Gesundheit gestärkt und gestützt wird, wenn du dir Situationen besonderer Lebensenergie, besonderer Stärke, besonderer Freude in deine Erinnerung rufst.

Du kannst jederzeit in Alltagssituationen, auch außerhalb einer Entspannungsübung, wann immer du es brauchst, dir diese Gefühle der Zuversicht und der Stärke vergegenwärtigen und dadurch eine Stärkung deiner Lebensenergie erfahren.

Laß dir nun Zeit, das noch einmal nachzuerleben, was du in dieser Vorstellungsübung erlebt und erfahren hast. –

Und nun stell' dich allmählich darauf ein, diese Übung bald zu beenden.

Beende nun diese Übung in der folgenden Reihenfolge: Wende dich zunächst wieder deiner Atmung zu und stell dir vor, wie du jedesmal beim Einatmen Kraft und Lebensenergie in dich aufnimmst, was immer du darunter verstehst. Und stell dir vor, wie du beim Ausatmen dieses Gefühl der Kraft und Energie in deinen ganzen Körper strömen läßt. Wiederhole mehrere dieser tiefen Atemzüge.

Nun bei geschlossenen Augen die Hände mehrere Male zu Fäusten ballen, wieder öffnen und wieder zu Fäusten ballen, dabei tief und kräftig weiteratmen. Dann bei geschlossenen Augen die Arme und Beine kräftig bewegen, tief durchatmen, recken und strecken und ganz zum Schluß die Augen weit öffnen.

Laß dir nun wieder Zeit, in deiner Gegenwart richtig anzukommen. –

Wenn Sie diese Vorstellungsübung im Liegen gemacht haben, so drehen Sie sich bitte jetzt langsam auf die Seite und setzen Sie sich auf. Bleiben Sie mit geöffneten Augen nun noch eine Weile ruhig sitzen. –

Aufgabenplan / Notizen

Auf dieser Seite können Sie sich Ihre Notizen machen und Vorsätze niederschreiben, was Sie in den Tagen bis zur nächsten Gruppen- bzw. Einelsitzung für Ihre Gesundheit tun wollen und welche der bisher kennengelernten Übungen Sie wiederholen wollen.

1. Welche der bisherigen Übungen (AT, Vorstellungsübungen usw.) möchte ich in den nächsten Tagen besonders wiederholen?

2. An welchen Tagen und zu welcher Zeit werde ich dies tun?

3. Welche äußeren Störeinflüsse muß ich dabei besonders beachten bzw. ausschalten?

4. Wie kann ich das Wertvolle dieser Übungen in meinen Alltag einbeziehen?

Selbstkontrolle (kurz vor der nächsten Gruppensitzung auszufüllen):

5. Was von dem, was ich mir vorgenommen habe, konnte ich verwirklichen? und was nicht?

6. Was fiel mir besonders schwer, was besonders leicht?

7. Was hat mir große Freude gemacht?

8. Hatte ich mir zu viel vorgenommen?

9. Welche Zweifel sind mir gekommen? Und was will ich in der nächsten Sitzung fragen oder einbringen?

Platz für Notizen:

3. Vorsätze

Schwerpunkte, Fragestellungen und Ziele dieser Trainingseinheit:

- Autogenes Training (AT): Erneute vertiefende Einführung
- Die Wärme-Übung des AT kennenlernen und üben
- Fragen zum eigenen bisherigen Umgang mit Vorsätzen
- Welche Faktoren behindern die Verwirklichung von Vorsätzen?
- Welche Faktoren begünstigen die Verwirklichung von Vorsätzen?
- Methoden und Techniken der Vorsatzbildung
- Wechselwirkungen zwischen gescheiterten Vorsätzen und Psyche
- Wechselwirkungen zwischen verwirklichten Vorsätzen und Psyche
- Auswirkungen verwirklichter Vorsätze auf die eigene Vitalität
- Formulieren eines persönlichen wichtigen Vorsatzes
- Einüben dieses Vorsatzes in der Entspannung

Der methodische Ablauf:

1. Kurzer Austausch in der Gruppe über die vergangene Woche
2. Überblick über die heutigen Inhalte und methodischen Schritte
3. Vertiefende Einführung ins Autogene Training
4. Die Wärme-Übung des AT
5. Austausch über die soeben gemachte AT-Übung
6. Körperbewegung: Herumgehen, Atmen, Lockern, Dehnen
7. Nonverbale pantomimische Übung zur Einführung des Themas
8. Einführung in das Thema „Vorsätze"
9. Schriftlich: Fragebogen
10. Vorstellungsübung zum Thema „Vorsätze"
11. Malen zum Thema „Vorsätze"
12. Gespräche in Kleingruppen (zu je drei Personen)
13. Erfahrungsaustausch in der Gesamtgruppe
14. Zum Abschluß ggf. Bewegung, Vorlesen eines Textes oder dgl.
15. Hausaufgabe: Aufgabenplan

(Dieser Ablauf ist nicht in einer Sitzung von zwei Stunden unterzubringen, daher sollte die Gruppenleitung Schwerpunkte setzen und das Thema ggf. auf zwei Sitzungen verteilen. Auch muß mindestens eine Pause an geeigneter Stelle eingelegt werden).

Benötigte Materialien:

- Fragebogen sowie Aufgabenplan (vervielfältigt)
- Text der Vorstellungsübung
- ggf. Text zum Vorlesen am Ende der Sitzung
- Kugelschreiber, Malsachen, ggf. Schreibunterlagen
- einige große Bögen Papier, Filzstifte
- ggf. Musikkassette zur Bewegung oder dgl.

Themen des Trainings, die mit diesem Thema in Verbindung stehen:

Lebensenergie, Selbstvertrauen, Lebensfreude, Grundbedürfnisse, Ernährung-Bewegung-Schlaf, Abwehrsystem, Berater, Beziehungen, Kränkung, Konflikte, Lebensweg, Krankheitsgewinn, Lebensplanung

Einführung

Das Sprichwort „Der Weg zur Hölle ist mit guten Vorsätzen gepflastert" gibt die Erfahrung wieder, daß wir dazu neigen, gute Vorsätze zu fassen, um sie danach – früher oder später – wieder fallen zu lassen. Im Grunde ändern wir an unseren Lebensgewohnheiten wenig, auch wenn wir einsehen, daß wir eigentlich einiges daran ändern sollten und könnten.

Daß wir so oft unsere guten Vorsätze wieder fallen lassen oder vergessen, hat unterschiedliche Gründe:

Manche Vorsätze fassen wir bloß verstandesmäßig, mit unserer Willenskraft, wir nehmen uns z.B. vor, ab heute weniger zu essen oder nicht mehr zu rauchen. Solche Vorsätze, die wir nur mit dem Verstand fassen, die wir nicht in unserem Herzen, in unserem Gefühl verankern, erfordern stets neue Willenskraft, um sie durchzuhalten. Das ermüdet uns mit der Zeit und eines Tages geben wir den Vorsatz auf, fallen in das alte Verhalten zurück und behalten ein schlechtes Gefühl des Versagens zurück.

Andere Vorsätze fassen wir halbherzig. Im Inneren wissen wir, daß wir sie doch nicht durchhalten werden, wir nehmen uns z.B. vor, im Neuen Jahr mehr Sport zu treiben. Wir gehen dann auch tatsächlich im Januar drei- oder viermal schwimmen, und damit hat es sich.

Wie Sie zweckmäßigerweise mit Vorsätzen umgehen sollten, damit diese tatsächlich zu einer positiven Veränderung in Ihrem Leben führen und keine „Pflastersteine" werden, wird im folgenden dargestellt:

Sie haben mit der ersten Übung aus dem Autogenen Training die Erfahrung gemacht, daß eine Vorstellung von Schwere, die Sie sich im Geiste einige male vergegenwärtigen, die Tendenz hat, sich zu verwirklichen. Wenn Sie sich hinsetzen, die Augen schließen und mehrmals mit innerer Sammlung und Hinwendung sich vorstellen: „Mein rechter Arm ist angenehm schwer", so spüren Sie nach einiger Zeit, daß der rechte Arm schwer ist. Mit einer Waage könnten Sie sogar feststellen, daß Ihr Arm wirklich schwerer geworden ist: Durch die einsetzende Entspannung haben sich in Ihrem Arm die Blutgefäße erweitert und es ist mehr Blut hineingeflossen. Dies ist eine Erfahrung, wie ein Vorsatz (Armschwere) sich verwirklicht.

Diese Wirkmechanismen, daß nämlich Vorstellungen von dem erwünschten Zielzustand helfen, das Ziel zu erreichen, können Sie nun auch für Ihre Vorsätze nutzen. Wenn Sie z.B. den Vorsatz fassen „Ich bin geduldig" oder „Ich setze mich durch" oder „Ich gebe nach" und dergl., so ist es wichtig, diese Vorsätze mit passenden Vorstellungen vom angestrebten Zielverhalten zu verbinden. Wenn dies nun auch noch im Zustand der Entspannung geschieht, mehrmals pro Entspannungssitzung wiederholt wird und auch dieses Üben über viele Wochen regelmäßig durchgeführt wird, sind gute Voraussetzungen für Veränderung gegeben.

Diese Gesetzmäßigkeiten und Zusammenhänge, die Sie im Autogenen Training für körperliche Funktionen kennenlernen, gelten also ebenfalls für Vorsätze, die unseren seelischen Bereich betreffen.

Um nun in Zukunft mit Ihren eigenen Vorsätzen so wirksam wie möglich umzugehen, sollten Sie folgende Grundsätze beachten:

– Bringen Sie Ihren Vorsatz in eine **kurze** und **prägnante** Formel, d.h. bilden Sie einen Satz mit wenigen Worten, der Ihr Ziel genau benennt.

– Formulieren Sie Ihre Zielformel so, als sei Ihr Ziel **bereits erreicht**. (Beispiel: Also nicht so: „Ich werde mich in Zukunft durchsetzen!", sondern: „Ich setze mich durch!").

– Drücken Sie Ihr Ziel **positiv** aus. (Beispiel: Wenn Sie sich vornehmen, in Zukunft weniger dominant und herrisch zu sein, wäre eine negative Formulierung: „Ich bin nicht mehr so aufbrausend". Günstiger ist es, das erwünschte Verhalten positiv, d.h. ohne den Umweg über eine Negation zu definieren: „Ich gebe nach").

– Der Vorsatz muß „**wahr**" sein, d.h. er muß so formuliert sein, daß nicht irgendeine Stimme in uns den Kopf schüttelt oder belustigt auflacht (Beispiel: Wenn ein Raucher, der sich das Rauchen abgewöhnen will, formuliert: „Ich finde Rauchen schrecklich", so stimmt das für ihn einfach nicht. Besser ist es, er formuliert knapp und entschlossen: „Ich höre auf!").

– Verbinden Sie diesen Ihren Satz, Ihre Formel mit **Vorstellungen** und Bildern von Ihrem erwünschten Verhalten. (Beispiel: Der Raucher wird sich Vorstellungen machen, wie er angebotene Zigaretten fest und entschlossen ablehnt und wird dabei im Geiste zu sich seine Formel sprechen. Ein Anderer sieht sich im Geiste, wie er geduldig und nachgiebig ist und sagt seine Formel: „Ich gebe nach". Machen Sie dies möglichst im Zustand der Körperentspannung, und sehen Sie sich dabei selbst im Geiste wie in einer Filmszene, bei der Sie sich selbst zusehen).

Die Vorstellungen sollten dabei immer so plastisch und gefühlsintensiv wie möglich sein. Es ist unwichtig, ob Sie sich eine mehr bildlich-optische oder eine gefühlsmäßig-intuitive Vorstellung von Ihrem Ziel machen oder auch nur intensiv auf Ihre innere Stimme hören. Verbinden Sie dies mit einer Übung zur Körperentspannung, vielleicht ein- oder zweimal am Tag für je 10 oder 20 Minuten und machen Sie es sich zur Gewohnheit, damit für einige Monate fortzufahren. Daraus geht auch hervor, daß es über einen längeren Zeitraum nur jeweils ein Vorsatz sein soll, mit dem wir arbeiten.

Diese Prinzipien der Vorsatzbildung werden wir im Verlauf unseres Trainings an verschiedenen Stellen anwenden:

1. Beim Erlernen des Autogenen Trainings

Jede Übung des Autogenen Trainings ist mit einer verbalen Formel und mit einer bestimmten Vorstellung verbunden. Diese Formel (z.B. „mein ganzer Körper ist angenehm schwer") ist jeweils schon vom Anfang an so formuliert, als ob die Übung bereits funktioniert.

2. Als Rücknahmevorsatz am Ende einer jeden Vorstellungsübung

Wir werden uns jeweils am Ende einer Vorstellungsübung darauf einstellen, wie wir diese Übung beenden und wie wir uns nach der Übung befinden werden. Damit können wir unser Wohlbefinden beeinflussen.

3. Als Vorsatz zur Unterstützung unserer Planung

Jeweils am Ende eines Themas bzw. am Ende einer Gruppensitzung planen wir und fassen Vorsätze, was wir in der nächsten Woche für unsere Gesundheit tun werden (siehe den jeweiligen Aufgabenplan).

4. Als Vorsatz zur Änderung von Einstellungen

Da unsere Einstellungen sehr nachhaltig unsere Gesundheit beeinflussen, werden wir im Laufe des Trainings häufig an Einstellungen arbeiten. In dieser zweiten Kursstunde werden es die Vorsätze „Ich bin gesund" bzw. „Ich fühle mich wohl" sein: Sie stellen sich in dieser Übung vor, Ihr Ziel, gesund zu werden oder gesund zu sein, bereits erreicht zu haben. Stellen Sie sich dabei vor, so gesund zu sein, wie Sie es sich nur vorstellen können.

Die bisher beschriebenen Prinzipien zur Vorsatzbildung reichen allein jedoch noch nicht aus, um einen Vorsatz optimal wirksam werden zu lassen. Vorsätze sind nur dann wirksam, wenn sie einem wirklichen inneren Bedürfnis entsprechen. Die Formel allein besagt und bewirkt noch nichts, wenn Sie deren Inhalt nicht vertreten können. Die Ziele und Vorsätze sollten daher mit Ihren eigenen Überzeugungen und Ihrem Leistungsvermögen vereinbar sein. Mit formelhaften Vorsätzen läßt sich nichts erzwingen. Eine Zielsetzung, hinter der Sie nicht voll und ganz stehen, läßt sich auch mit einer optimalen Vorsatzbildung nicht erreichen. Um besonders wirksam werden zu können, muß also der Wunsch, der dem Vorsatz zugrundeliegt, „aus ganzem Herzen" kommen.

Vorsätze

Fragebogen

1. Wie bin ich bisher mit Vorsätzen umgegangen? Welches war überhaupt jemals mein wichtigster Vorsatz?

2. Was tue ich zur Zeit für meine Gesundheit?

3. Welchen konkreten Vorsatz für meine Gesundheit fasse ich heute?

4. Welche Bedingungen helfen mir bei der Verwirklichung dieses Vorsatzes?

5. Welche Umstände würden eine Verwirklichung behindern?

6. Neige ich eher dazu, meine Ziele zu hoch oder zu niedrig anzusetzen?

Vorstellungsübung: Vorsätze

In der folgenden Vorstellungsübung werden verschiedene Gesichtspunkte des heutigen Themas angesprochen. Wählen Sie das für sich aus, was Sie besonders anspricht und lassen Sie das andere beiseite. –

Setze oder lege dich bequem und locker hin und schließe die Augen. Verändere solange deine Haltung oder deine Lage, bis du ganz bequem und entspannt sitzt oder liegst.

Schließe die Augen und beachte, wie dein Gewicht auf deine Unterlage drückt. Dein ganzer Körper ist entspannt und ruhig. Deine Stirn und der Bereich um deine Augen ist locker und entspannt. Deine Gesichtszüge sind ganz locker und entspannt.

Dein ganzer Körper ist angenehm schwer und warm, dein Schultergürtel ist ganz entspannt und alles um dich herum ist jetzt völlig gleichgültig.

Du mußt jetzt überhaupt nichts leisten.

Gib dich diesem Zustand der Entspannung einfach hin – genieße ihn und laß dir Zeit.

Spüre, wie du dich bei jedem Ausatmen immer tiefer entspannst. Genieße deine tiefen Atemzüge. Genieße deinen Zustand der Entspannung so intensiv wie möglich.

Laß deine Gedanken kommen und gehn, hänge ihnen einfach nach – und laß einfach alles geschehen. –

Stell' dir nun vor, du befindest dich in einer schönen Gegend. Irgendwo, wo es dir sehr gefällt. Male dir in deiner Vorstellung diesen Ort aus. Seine Farben, seine Geräusche, die Gerüche, die Besonderheiten dieses Ortes.

Nimm dies alles in allen Einzelheiten wahr und laß dir Zeit dabei.

Stell' dir vor, wie du an diesem Ort Kraft und Energie in dich aufnimmst, was immer du darunter verstehst.

Stell' dir jetzt vor, wie du von Tag zu Tag gesünder wirst. Wie deine Beschwerden zurückgehen, wie du dich wohl fühlst, wie du kräftig und vital bist.

Stell' dir vor, wie du dein Ziel, gesund zu werden oder gesund zu bleiben, tatsächlich erreicht hast und wie du dich so wohl fühlst, wie du es dir vorstellen kannst.

Sage dir dabei mehrmals im Geiste den Satz: „Ich fühle mich wohl". Arbeite auch dann mit dieser Vorstellung, wenn du zur Zeit krank bist. Vergegenwärtige dir mehrmals im Geiste den Satz: „Ich fühle mich wohl".

Erinnere dich dabei insbesondere an Dinge in deinem Leben, mit denen du zufrieden bist. An Eigenschaften und Gewohnheiten von dir selbst, die du an dir magst, die du an dir schätzt.

Laß dir Zeit bei dieser Vorstellung.

Nun stelle dir vor, welche konkreten Schritte du in den nächsten Tagen machen wirst, um deine Gesundheit zu stärken.

Sieh dich im Geiste, in deiner Vorstellung, wie du die einzelnen Schritte verwirklichst. Gehe diese konkreten Schritte in allen Einzelheiten durch.

Welches ist der erste Schritt? – und welches ist dann der nächste Schritt, den du für deine Gesundheit unternehmen wirst?

Nimm dir jetzt in deiner Vorstellung konkret vor, den ersten Schritt noch heute wirklich zu tun. –

Laß dir nun Zeit, das noch einmal nachzuerleben, was du in dieser Vorstellungsübung erlebt und erfahren hast. –

Stelle dich dann allmählich darauf ein, diese Übung bald zu beenden.

Und nun beende diese Übung in der folgenden Reihenfolge: Die Augen bleiben noch geschlossen – wende dich deiner Atmung zu und stell dir vor, wie du jedesmal beim Einatmen Kraft und Energie in dich aufnimmst, was immer du darunter verstehst. Fülle einfach deine Lungen mit einem Gefühl von Kraft und Gesundheit.

Stell' dir vor, wie beim Ausatmen dieses Gefühl von Kraft und Gesundheit in deinen ganzen Körper fließt mit dem Satz: „Ich fühle mich wohl". Wiederhole mehrere Male solche tiefen Atemzüge.

Nun atme so ein, daß sich zuerst der Bauch vorwölbt und sich deine Lungen von unten nach oben mit Luft füllen. Halte den Atem vielleicht einige Sekunden an, bevor du wieder ausatmest – und atme so kräftig, daß deine Atemzüge hörbar werden.

Nun bei geschlossenen Augen die Hände mehrere Male zu Fäusten ballen und wieder öffnen und dabei tief und kräftig weiteratmen.

Dann bei geschlossenen Augen die Arme kräftig im Ellenbogen beugen und strecken, so daß die Muskulatur angestrengt wird. Tief atmen, den Körper recken und dehnen und ganz zuletzt die Augen weit öffnen.

Mach dir nun bewußt, in welchem Raum du dich befindest, und laß dir Zeit, in deiner Gegenwart richtig anzukommen. – –

Wenn Sie diese Vorstellungsübung im Liegen gemacht haben, so drehen Sie sich bitte jetzt langsam auf die Seite und setzen Sie sich auf. Bleiben Sie mit geöffneten Augen nun noch eine Weile ruhig sitzen. –

Aufgabenplan / Notizen

Auf dieser Seite können Sie sich Ihre Notizen machen und Vorsätze niederschreiben, was Sie in den Tagen bis zur nächsten Gruppen- bzw. Einzelsitzung für Ihre Gesundheit tun wollen und welche der bisher kennengelernten Übungen Sie wiederholen wollen.

1. Welche der bisherigen Übungen (AT, Vorstellungsübungen usw.) möchte ich in den nächsten Tagen besonders wiederholen?

2. An welchen Tagen und zu welcher Zeit werde ich dies tun?

3. Welche äußeren Störeinflüsse muß ich dabei besonders beachten bzw. ausschalten?

4. Wie kann ich das Wertvolle dieser Übungen in meinen Alltag einbeziehen?

Selbstkontrolle (kurz vor der nächsten Gruppensitzung auszufüllen):

5. Was von dem, was ich mir vorgenommen habe, konnte ich verwirklichen? und was nicht?

6. Was fiel mir besonders schwer, was besonders leicht?

7. Was hat mir große Freude gemacht?

8. Hatte ich mir zu viel vorgenommen?

9. Welche Zweifel sind mir gekommen? Und was will ich in der nächsten Sitzung fragen oder einbringen?

Platz für Notizen:

4. Selbstvertrauen

Schwerpunkte, Fragestellungen und Ziele dieser Trainingseinheit:

– Autogenes Training (AT): Schwere-Übung erneut vertiefen und üben
– Was verstehe ich unter Selbstvertrauen?
– Kann Selbstvertrauen erlernt werden?
– Selbstvertrauen ist im sozialen Kontakt entstanden
– Wie kann ich mein Selbstvertrauen stärken, stabilisieren?
– Woher beziehe ich besonders mein Selbstvertrauen?
– Wechselwirkungen zwischen Psyche und Selbstvertrauen
– Wechselwirkungen zwischen Selbstvertrauen und eigener Gesundheit

Der methodische Ablauf:

1. Kurzer Austausch in der Gruppe über die vergangene Woche
2. Überblick über die heutigen Inhalte und methodischen Schritte
3. Autogenes Training (AT): Schwere-Übung erneut üben
4. Austausch über die soeben gemachte AT-Übung
5. Körperbewegung: Herumgehen, Atmen, Lockern, Dehnen
6. Nonverbale Paar-Übung zur Einführung des Themas
7. Einführung in das Thema „Selbstvertrauen"
8. Schriftlich: Fragebogen
9. Gespräche in Kleingruppen (zu je drei Personen)
10. Vorstellungsübung zum Thema „Selbstvertrauen"
11. Malen zum Thema „Selbstvertrauen"
12. Erfahrungsaustausch in der Gesamtgruppe
13. Zum Abschluß ggf. Bewegung, Vorlesen eines Textes oder dgl.
14. Hausaufgabe: Aufgabenplan

(Dieser Ablauf ist nicht in einer Sitzung von zwei Stunden unterzubringen, daher sollte die Gruppenleitung Schwerpunkte setzen und das Thema ggf. auf zwei Sitzungen verteilen. Auch muß mindestens eine Pause an geeigneter Stelle eingelegt werden).

Benötigte Materialien:

– Fragebogen sowie Aufgabenplan (vervielfältigt)
– Text der Vorstellungsübung
– ggf. Text zum Vorlesen am Ende der Sitzung
– Kugelschreiber, Malsachen, ggf. Schreibunterlagen
– einige große Bögen Papier, Filzstifte
– ggf. Musikkassette zur Bewegung oder dgl.

Themen des Trainings, die mit diesem Thema in Verbindung stehen:

Ort der Ruhe, Lebensenergie, Vorsätze, Lebensfreude, Grundbedürfnisse, Abwehrsystem, Berater, Beziehungen, Kränkung, Konflikte, Lebensweg, Trennung-Tod, Krankheitsgewinn, Lebensplanung

Einführung

Was ich über mich selbst denke, wie ich mich selbst beurteile und bewerte, welche Stärken oder Schwächen ich mir selbst zuschreibe, welche fast unbemerkten Selbstgespräche ich im Stillen mit mir führe und ob ich mich dabei überwiegend selbst ermutige oder mich im Gegenteil überwiegend selbst kleinmache und abwerte – dies alles summiert sich in mir zu einem Bild, zu einem Gefühl, das wir gewöhnlich mit den Worten Selbstwertgefühl, Selbstsicherheit oder Selbstvertrauen umschreiben.

Ein kleines Kind ist schutzlos den Einflüssen seiner Erziehungspersonen preisgegeben, es kann sich nicht wehren, kann nicht widersprechen, kann dem Erlebten nichts entgegensetzen. Tadel und Strafe wird es ebenso zu seiner Lernerfahrung machen wie Liebe, Wertschätzung und Lob. Im ersteren Fall wird das Kind lernen, daß es viele Fehler und Unzulänglichkeiten hat und weniger wert ist als andere Kinder, im anderen Fall lernt es, daß es ernst genommen und geliebt wird, daß es in den Augen wichtiger Bezugspersonen einen Wert hat, daß es sich dieses Gefühls sicher sein kann.

Erziehungsmaximen werden von Eltern oft in Form allgemeingültiger Leitsprüche vermittelt und auch der Volksmund formuliert diese Gebote und Verhaltensgrundsätze: „Eigenlob stinkt", „Mit dem Hut in der Hand kommt man durchs ganze Land", „Mädchen, die pfeifen und Hennen, die kräh'n, soll man beizeiten die Hälse umdrehn". Hier kann sich ein jeder fragen, an welche Aussprüche der eigenen Eltern er/sie sich erinnern und wie sehr diese Verhaltensanweisungen auch heute noch das eigene Selbstbild bestimmen.

Kaum ein anderes persönliches Merkmal eines Menschen ist so eindeutig sozial erworben wie sein Selbstvertrauen. Hier nun kann folgerichtig der Versuch ansetzen, im Erwachsenenalter durch neues Lernen ein mangelndes Selbstvertrauen zu stärken und aufzubauen.

Fragen wir uns zunächst einmal, was einen einigermaßen selbstsicheren Menschen eigentlich von einem solchen mit wenig Selbstvertrauen unterscheidet. Wir stoßen dabei auf eine Beobachtung, daß nämlich so gut wie jeder Mensch im Wachzustand mehr oder weniger ständig mit sich selbst irgendwie Zwiesprache hält, irgendwie mit sich selbst redet: «ach, das wird schon klappen», «na, heute hab ich gar keine Lust», «sowas Blödes konnte ja auch nur mir passieren». Dieses „subvokale" Sprechen, wie es die Wissenschaftler nennen, läuft still und von uns selbst oft unbemerkt ab. Unser Bewußtsein ist weitgehend sprachlich-verbal charakterisiert, d.h. wir nehmen uns selbst und unsere Umwelt, sofern wir uns verstandesmäßig Rechenschaft ablegen, verbal-codiert wahr: Das Sprachliche ist das Medium des Verstehens und der Verständigung.

Menschen mit ausgeprägtem Selbstvertrauen und solche mit wenig Selbstvertrauen unterscheiden sich nun deutlich darin, auf welche Art und Weise sie diese Selbstgespräche mit sich selbst führen: Der Selbstsichere: «wenn ich mich anstrenge, schaffe ich es», «viele Menschen mögen mich», «ich bin, so wie ich bin, ganz in Ordnung», «ich kann stolz auf mich sein». Der Selbstunsichere: «das geht bestimmt schief», «das klappt nie», «Andere sind viel besser als ich», bei einem Erfolg sagen sie: «da hab ich nur Glück gehabt».

Daraus folgt, daß wir zu einer bestimmten Sichtweise unserer eigenen Person erzogen werden und ein Bild von uns selbst formen, das zunächst von außen an uns herangetragen wurde. Im Lauf des eigenen Heranwachsens formulieren wir eine „Du"- Formulierung der Eltern („Du bist ein Nichtsnutz!" oder „Du bist liebenswert") um in eine „Ich"-Formulierung: „Ich bin nichts wert" oder „Ich mag mich".

Was wir auf diese Weise „gelernt" haben, können wir aus unserer Sicht des Erwachsenen für uns neu formulieren und „umlernen". Habe ich jahrelang das Elterngebot „Sei vor allem immer bescheiden und gib möglichst nach!" in mich aufgenommen und in eine „Ich"-Form gebracht (`ich tue gut daran, möglichst nachzugeben`), so kann ich als Erwachsener einsehen, daß diese Handlungsanweisung mir schadet, mich schwächt und an Leib und Seele krank macht. Ich kann daraufhin entscheiden, daß ich diesen krankmachenden Satz nicht mehr befolgen will, sondern ihn für mich umformulieren werde in die Form: „Ich vertrete meinen Standpunkt!". Dieses Leitmotto setze ich an die Stelle des alten Satzes und versuche, ihn mir so oft wie möglich im Geiste zu mir selbst zu sagen.

Versucht nun ein Erwachsener mit geringem Selbstvertrauen, dieses zu stärken, so stößt er auf mehrere Schwierigkeiten: Er/sie selbst hat sich angewöhnt, eine bestimmte Sichtweise von sich selbst zu haben, die über viele Jahre stabil war. Das führt dazu, daß ich mich selbst immer wieder auf das Gewohnte festlege: Da die Erfahrungen mit „Erfolgen" selbstsicheren Verhaltens weitgehend fehlen, ist das Betreten des Neulandes mit großen Ängsten verbunden und verstößt gegen starke Erziehungsgebote, die die Intensität von Tabus annehmen können. Oft erlebt es ein solcher Mensch als weniger belastend, bei seinem gewohnten Verhalten zu bleiben als neues zu wagen. Hier gilt es, die Schritte klein und „leistbar" zu machen, so daß sich Erfolgserlebnisse einstellen.

Auch sollte sich der/die Betreffende nicht selbst auf das „alte" Verhaltensmuster immer wieder festlegen, sondern sich die Chance einer Verhaltensänderung und einer eigenen Fortentwicklung einräumen.

Eine Quelle der Unzufriedenheit mit sich selbst ist ferner ein zu hohes Anspruchsniveau. Ich kann machen, was ich will, nichts wird vor meiner eigenen strengen Beurteilung standhalten, geschweige denn zu einer positiven Einschätzung meiner selbst führen. Ich kann mich anstrengen, wie ich will, immer werde ich meinen Blick auf das Unzulängliche, noch nicht Erreichte heften, immer werde ich Grund und Anlaß finden, mit mir selbst unzufrieden zu sein.

Auch solche hohen Leistungsnormen sind uns anerzogen und liegen in Kindheitserfahrungen begründet, wenn Eltern ihre Kinder nur für erbrachte Leistungen (in der Schule, im Sport, beim Durchsetzen in Streitigkeiten) loben und auf das Nichterbringen solcher Leistung mit dem Entzug von Liebe und Wertschätzung reagieren. Auch eine strenge religiöse Erziehung, die die Aufmerksamkeit des Kindes auf seine „Sünden" richtet und das möglichst allabendlich vor dem Einschlafen, wird Menschen formen, die überwiegend mit sich selbst unzufrieden sind.

Auch hier kann ein Umlernen erfolgen und wird mit dem Hinterfragen des eigenen Anspruchs an sich selbst beginnen müssen.

Eine weitere Schwierigkeit ist das Bild, das sich andere Menschen meiner vertrauten Umgebung von mir gemacht haben und gegen das ich plötzlich verstoßen würde. Ein beginnendes selbstbewußteres Auftreten eines Mitarbeiters in einer Firma, der bisher als nachgiebig und leicht lenkbar galt, stößt auf Erstaunen und Unverständnis oder wird sogar mit dem Vorwurf der Unruhestiftung beantwortet. Die Macht anderer Menschen über mein eigenes Verhalten ist sehr groß. Sie können mich so weitgehend kontrollieren, daß mir Verhaltensänderungen fast unmöglich werden, sofern ich mich nicht über diese soziale Kontrolle hinwegsetze.

Nahestehende Personen, Freunde, Verwandte und Lebens- bzw. Ehepartner sollten informiert werden über die beabsichtigte Verhaltensänderung. Sie können mich dann leichter unterstützen, können mich nicht so leicht auf alte Verhaltensmuster festlegen in Form einer festen Zuschreibung: „Du bist immer so gewesen und warum soll das plötzlich anders sein?" Auch für die uns nahestehenden Menschen wird mein forderndes und selbstsicheres Auftreten durchaus manchmal unbequem, belastend und schwierig sein.

Ich habe in der Einleitung darauf hingewiesen, wie eng die Wechselwirkungen zwischen seelischen und körperlichen Prozessen sind und daß jeweils der eine Bereich den jeweils anderen beeinflußt. Auch selbstsicheres Verhalten hat etwas mit unserem Körper und seinen Ausdrucksmitteln zu tun, mit unserer Körperhaltung, mit der Art zu sitzen oder zu stehen, zu gehen oder sich sonst zu bewegen, mit Gesten oder allein der Art und Weise, wie jemand blickt oder den Kopf hält.

Denken wir an ein Gespräch mit dem Vorgesetzten, bei Auseinandersetzungen, Referaten oder Prüfungen. Wir haben in der Einleitung davon gesprochen, wie gebücktes Herumgehen mit hängenden Schultern unsere Stimmung niederdrücken und verschlechtern kann und wie andererseits eine aufrechte Körperhaltung, forsches Herumgehen mit erhobenem Blick uns zuversichtlich und kraftvoll stimmt.

Selbstsicheres Verhalten drückt sich also auch in unserer Körperlichkeit aus, und wir können über eine Veränderung von Haltung, Blickkontakt, Stimme usw. bewußt Einfluß auf unser Selbstvertrauen nehmen.

Abschließend noch die Bemerkung, daß selbstsicheres Verhalten nicht Selbstzweck ist und als ein Machtinstrument zur Beherrschung Anderer mißbraucht werden soll. Es geht vielmehr darum, Möglichkeiten aufzuzeigen, ein schwach ausgeprägtes Selbstvertrauen in einen gesunden Mittelbereich hin zu verändern. Sonst würden wir eine Gesellschaft von Egoisten und Egozentrikern, die nur darauf sinnen, sich gegenseitig zu übervorteilen.

Selbstvertrauen

Fragebogen

1. Welche Worte von Vater oder Mutter oder von anderen wichtigen Bezugspersonen, die mich in meiner Kindheit verletzt haben, habe ich noch heute manchmal im Ohr?

2. Wie lautet aus meiner heutigen Sicht als Erwachsener meine Umformulierung dieses Satzes?

3. Welches Erlebnis in meinem beruflichen und in meinem privaten Leben hat mir bisher überhaupt am meisten das Gefühl von Stolz und Selbstvertrauen gegeben?

4. Welche Eigenschaften und Merkmale gefallen mir an mir selbst besonders?

5. Um welche Verhaltensweisen möchte ich mich in Zukunft besonders bemühen, damit ich mein Selbstwertgefühl stärke?

Vorstellungsübung: Selbstvertrauen

In der folgenden Vorstellungsübung werden verschiedene Gesichtspunkte des heutigen Themas angesprochen. Wählen Sie das für sich aus, was Sie besonders anspricht und lassen Sie das andere beiseite. –

Setze dich oder lege dich locker und bequem hin, mach es dir so bequem wie möglich und schließe die Augen. Spüre, ob du auch ganz bequem und locker sitzt oder liegst – und wenn dich noch etwas stört, verändere ruhig noch deine Lage.

Und nun kämme sozusagen mit deinem inneren Auge deinen Körper durch, d.h. versuche zu spüren, wie dein Körper auf der Unterlage aufliegt. Du brauchst dabei deine Lage nicht zu verändern, versuche nur zu spüren, wie, auf welche Weise die einzelnen Teile und Stellen deines Körpers mit der Unterlage in Berührung sind.

Beginne mit den Füßen: Liegen deine beiden Fersen – oder stehen deine beiden Fußsohlen gleichermaßen auf dem Boden auf? Berühren sie beide die Unterlage mit der gleichen Stelle?

Und deine Beine: Fühlt sich die Art, wie dein linkes Bein mit der Unterlage in Kontakt ist ebenso an wie der Kontakt des rechten Beines?

Und fahre damit fort. Vergleiche jetzt, wie dein linkes Hüftgelenk die Unterlage berührt und wie dein rechtes, das Becken links und rechts, und der Brustkasten, die Rippen. Bewegen sich die Rippen, wenn du atmest, links und rechts auf die gleiche Weise?

Und dein Rücken und die beiden Schulterblätter. Berührt dein Rücken links und rechts der Wirbelsäule die Unterlage auf die gleiche Weise?

Und wie liegen deine Arme am Boden? Fühlen sich beide Arme gleich an oder verschieden?

Und der Kopf, wie fühlt er sich an? und wie liegt er vielleicht auf der Unterlage auf?

Achte nun auf deine Atmung. Deine Atmung geht ruhig und gleichmäßig. Erlebe und genieße das ruhige Fließen deiner Atemzüge und spüre, wie du dich bei jedem Ausatmen immer tiefer und tiefer entspannst.

Wende nun deine Aufmerksamkeit demjenigen Satz zu, den du dir auf dem Fragebogen neu formuliert hast. Dieser Satz soll zur Stärkung deines Selbstvertrauens wie ein Motto über deinem künftigen Leben stehen.

Stell' dir vor, wie du diesen neuformulierten Satz im Geiste zu dir selbst sagst. Verbinde ihn mit Bildern und Vorstellungen, wie du dieses für dich neue Verhalten tatsächlich ausführst – und wiederhole dies mehrere Male. Dieser neuformulierte Satz ist dein künftiges Lebensmotto.

Laß dir Zeit bei diesen Vorstellungen.

Gehe nun in deiner Erinnerung zu bestimmten Ereignissen in deinem Leben, die dich mit Stolz erfüllt haben. Erinnere dich zunächst an Ereignisse deines beruflichen Lebens und frage dich, bei welcher Gelegenheit du dich einmal besonders stolz und wertgeschätzt gefühlt hast. Rufe dir diese Begebenheiten so deutlich wie möglich in deine Erinnerung. Laß dir wieder Zeit.

Und nun wende dich deinem privaten Leben zu und frage dich, wann du in diesem Bereich einmal besonders das Gefühl der Freude und des Stolzes erlebt hast. Laß diese Gefühle ganz deutlich in dir entstehen und laß dir Zeit dabei.-

Und nun gehe wieder zu deinem neuformulierten Satz, und sprich ihn wieder im Geiste einige Male zu dir selbst. Sieh dich selbst, wie du dieses neue Lebensmotto mit Leben erfüllst. Sieh dir im Geiste selbst zu, wie du dich im Kontakt mit anderen Menschen so verhältst, wie du es dir wünschst. Laß deine Phantasie diese Aufgabe für dich erfüllen.

Wiederhole dies mehrere Male. Sage dir dabei immer wieder im Geiste deinen neuformulierten Satz und achte auf die Gefühle, die du dabei hast. Laß dir Zeit.–

Gehe nun noch einmal zu demjenigen Ereignis in deinem Leben, das dich bisher überhaupt am meisten mit Stolz und Selbstvertrauen erfüllt hat. Vergegenwärtige dir deine eigenen Verhaltensweisen, die damals zu diesem Ereignis geführt haben. Erinnere dich recht deutlich an alle Umstände dieses Erlebnisses und mach dir alle Einzelheiten bewußt, die damals wichtig für dich waren. Laß dir wieder Zeit dabei.–

Und nun – laß allmählich diese Eindrücke und Bilder wieder zurückweichen und stell dich allmählich darauf ein, diese Übung bald zu beenden.

Beende nun diese Übung in der folgenden Reihenfolge: Wende dich zunächst wieder deiner Atmung zu und stelle dir vor, wie du jedesmal beim Einatmen Kraft und Lebensenergie in dich aufnimmst, was immer du darunter verstehst. Und stelle dir vor, wie du beim Ausatmen dieses Gefühl der Kraft und Energie in deinen ganzen Körper strömen läßt. Wiederhole mehrere dieser tiefen Atemzüge.

Nun bei geschlossenen Augen die Hände mehrere Male zu Fäusten ballen, wieder öffnen und wieder zu Fäusten ballen, dabei tief und kräftig weiteratmen. Dann bei geschlossenen Augen die Arme und Beine kräftig bewegen, tief durchatmen, recken und strecken und ganz zum Schluß die Augen weit öffnen.

Laß dir nun wieder Zeit, in deiner Gegenwart richtig anzukommen. –

Wenn Sie diese Vorstellungsübung im Liegen gemacht haben, so drehen Sie sich bitte jetzt langsam auf die Seite und setzen Sie sich auf. Bleiben Sie mit geöffneten Augen nun noch eine Weile ruhig sitzen. –

Aufgabenplan / Notizen

Auf dieser Seite können Sie sich Ihre Notizen machen und Vorsätze niederschreiben, was Sie in den Tagen bis zur nächsten Gruppen- bzw. Einzelsitzung für Ihre Gesundheit tun wollen und welche der bisher kennengelernten Übungen Sie wiederholen wollen.

1. Welche der bisherigen Übungen (AT, Vorstellungsübungen usw.) möchte ich in den nächsten Tagen besonders wiederholen?

2. An welchen Tagen und zu welcher Zeit werde ich dies tun?

3. Welche äußeren Störeinflüsse muß ich dabei besonders beachten bzw. ausschalten?

4. Wie kann ich das Wertvolle dieser Übungen in meinen Alltag einbeziehen?

Selbstkontrolle (kurz vor der nächsten Gruppensitzung auszufüllen):

5. Was von dem, was ich mir vorgenommen habe, konnte ich verwirklichen? und was nicht?

6. Was fiel mir besonders schwer, was besonders leicht?

7. Was hat mir große Freude gemacht?

8. Hatte ich mir zu viel vorgenommen?

9. Welche Zweifel sind mir gekommen? Und was will ich in der nächsten Sitzung fragen oder einbringen?

Platz für Notizen:

5. Lebensfreude

Schwerpunkte, Fragestellungen und Ziele dieser Trainingseinheit:

- Autogenes Training (AT): Wärme-Übung vertiefen und üben
- Auseinandersetzung mit Fragen der eigenen Lebensfreude
- Was verstehe ich unter Lebensfreude?
- Kann ich selber etwas zu meiner Lebensfreude beitragen?
- Wie kann ich meine Lebensfreude stärken, stabilisieren?
- Woher beziehe ich besonders meine Lebensfreude?
- Wechselwirkungen zwischen Psyche und Lebensfreude
- Wechselwirkungen zwischen Lebensfreude und eigener Gesundheit

Der methodische Ablauf:

1. Kurzer Austausch in der Gruppe über die vergangene Woche
2. Überblick über die heutigen Inhalte und methodischen Schritte
3. Autogenes Training (AT): Wärme-Übung vertiefen und üben
4. Austausch über die soeben gemachte AT-Übung
5. Körperbewegung: Herumgehen, Atmen, Lockern, Dehnen
6. Nonverbale pantomimische Übung zur Einführung des Themas
7. Einführung in das Thema „Lebensfreude"
8. Schriftlich: Fragebogen
9. Gespräche in Kleingruppen (zu je drei Personen)
10. Vorstellungsübung zum Thema „Lebensfreude"
11. Malen zum Thema „Lebensfreude"
12. Erfahrungsaustausch in der Gesamtgruppe
13. Zum Abschluß ggf. Bewegung, Vorlesen eines Textes oder dgl.
14. Hausaufgabe: Aufgabenplan

(Dieser Ablauf ist nicht in einer Sitzung von zwei Stunden unterzubringen, daher sollte die Gruppenleitung Schwerpunkte setzen und das Thema ggf. auf zwei Sitzungen verteilen. Auch muß mindestens eine Pause an geeigneter Stelle eingelegt werden).

Benötigte Materialien:

- Fragebogen sowie Aufgabenplan (vervielfältigt)
- Text der Vorstellungsübung
- ggf. Text zum Vorlesen am Ende der Sitzung
- Kugelschreiber, Malsachen, ggf. Schreibunterlagen
- einige große Bögen Papier, Filzstifte
- ggf. Musikkassette zur Bewegung oder dgl.

Themen des Trainings, die mit diesem Thema in Verbindung stehen:

Ort der Ruhe, Lebensenergie, Vorsätze, Selbstvertrauen, Grundbedürfnisse, Ernährung-Bewegung-Schlaf, Abwehrsystem, Berater, Beziehungen, Lebensweg, Lebensplanung

Einführung

In einer der vergangenen Sitzungen haben wir uns beim Thema „Lebensenergie" mit den Zusammenhängen zwischen eigener Gesundheit und Lebensenergie beschäftigt und uns verschiedene Quellen der Lebensenergie bewußt gemacht.

Das Gefühl eines starken Antriebs und großer Energie muß jedoch nicht notwendigerweise gesundheitsfördernd sein. Ein Geschäftsmann, der von Termin zu Termin eilt, die Hausfrau, die mehrmals im Jahr die ganze Wohnung auf den Kopf stellt, junge Leute, die Abend für Abend jeweils mehrere Verabredungen haben, sind vielleicht stolz auf ihre Aktivität. Es ist ja in unserer Kultur auch etwas sehr Angesehenes, ein „aktiver" und „dynamischer" Mensch zu sein. Und doch wird die Freude am Erreichten, das genießende und stolze Innehalten, das ruhige Zurück- und

Vorwärtsblicken auf unserem Weg, aus dem uns dann auch die Zufriedenheit erwachsen kann, selten dabei anzutreffen sein.

So auch ein Teilnehmer dieses Gesundheitstrainings, der gemäß seinem bisherigen Lebenstempo und Lebensmuster die Angebote und Anregungen dieses Programms wie ein Akkordarbeiter zu bewältigen sucht: vielleicht wird er fünfmal am Tag eine der Vorstellungsübungen machen, jeden Tag drei Stunden Sport treiben, in der Ernährung versuchen, ängstlich auch die geringsten Diätfehler zu vermeiden, ein anstrengendes „Programm Lebensfreude" ausarbeiten usw.

Zufriedenheit, ja Lebensfreude wird auf diesem Weg nicht zu finden sein, wir würden unsere Kräfte nicht stärken, sondern verausgaben und unsere Gesundheit gefährden.

Insbesondere Kranke, die verständlicherweise nach jedem Strohhalm greifen und davon überzeugt sind, daß sehr viel Üben auch sehr viel Erfolg bedeutet, greifen manchmal mit allzustarker Aktivität zu den Aufgaben dieses Trainings. Wichtig ist hier, zu einem sanfteren und liebevolleren Umgang mit sich selbst zu kommen, eher das eigene bisherige krankmachende Lebensprogramm neu zu bestimmen und mehr Zugang zu seinen eigenen Schwerpunkten und Wertvorstellungen zu finden.

Um auf Dauer gesundheitsfördernd zu wirken, muß zur Lebensenergie die Freude hinzukommen. Je mehr Freude die Dinge, die wir machen, uns bereiten, desto mehr tragen sie zu unserer Ausgeglichenheit und Gesundheit bei, desto positiver wird unsere Gesundheitsbilanz.

Auch unsere Stimmung, unsere seelische Verfassung läßt sich durch uns selbst beeinflussen: Probieren Sie es aus, für eine Minute mit erhobenem Kopf, mit bewußt aufrechter Körperhaltung, den Blick über die gedachte Horizontlinie erhoben, in Ihrem Raum herumzugehen und dabei tief zu atmen. Achten Sie darauf, in welcher Weise sich Ihre Stimmung verändern wird. Machen Sie dies auch einmal fünf Minuten lang. Der Philosoph Immanuel Kant hat vor über zweihundert Jahren einmal die Beobachtung an sich selbst gemacht, daß er, als er mürrisch seiner Wege ging, in sein Gesicht nur mimisch ein Lächeln zu bringen brauchte, um nach einiger Zeit eine deutliche Aufhellung seiner Stimmung festzustellen.

Wir können auf verschiedene Weise versuchen, mehr Freude in unseren Alltag zu bringen:

1. Belastende Dinge bearbeiten, klären, ausräumen
2. Bewußt mehr Dinge tun, die Freude machen
3. Versuchen, eine positive Einstellung zu Dingen zu finden, die wir tun müssen
4. Durch Körperbewegung unser seelisches Befinden verbessern

1. Belastende Dinge bearbeiten

Diesem für unsere Gesundheit so wichtigen Komplex sind zwei Themen in diesem Training gewidmet. Konflikte, Ärger, Kränkungen zehren an unseren Nerven, machen uns krank und niedergeschlagen. Offenes Ansprechen eigener Gefühle, die Bereitschaft, den Standpunkt und die Gefühle der anderen Seite wahrzunehmen, gemeinsames Suchen nach Auswegen, Lösungen und Kompromissen sind nur einige Stichworte aus diesem Bereich (siehe die Themen „Kränkung" und „Konflikte" dieses Trainings).

2. Bewußt Dinge tun, die Freude bereiten

Wir werden im allgemeinen nicht dazu erzogen, uns bewußt Dingen zuzuwenden, die uns Spaß machen. Eltern denken, das tun Kinder und Jugendliche sowieso und dazu muß keiner auch noch aufgefordert werden. Viel eher werden wir zur Pflichterfüllung, zur Anstrengung und zum Durchhalten erzogen. Damit bleibt es für viele Menschen zeitlebens ein wenn nicht verbotenes, so doch unrechtes und vielleicht unmoralisches Tun, sich etwas zu „gönnen" oder zu „leisten", zu genießen und Freude zu haben und zu einer Zeit, wenn Andere arbeiten müssen, zuhause Musik zu hören oder in einem Cafe zu sitzen und Zeitung zu lesen.

Die Frage „Was ist für mich wesentlich?" wird oft erst für Menschen, die schwer erkrankt sind, zu einer zentralen Frage und kann zu grundsätzlichen Korrekturen des eigenen bisherigen Lebens führen. Vielleicht erinnern auch Sie sich an Dinge, die Sie früher so gern und voll Freude getan haben und die seit langer Zeit wie vergessen schlummern.

Wer anderen Menschen eine Freude bereitet, wird auch sich selbst damit eine Freude bereiten. Es geschieht nicht, um etwas dafür zurückzubekommen, und doch kommt ein Wechselspiel und ein Austausch gegenseitiger Freundlichkeit zustande, und Bindungen und Beziehungen entstehen und werden gefestigt.

3. Versuchen, zu Dingen, die wir tun müssen, eine positive Einstellung zu finden

Nichts ist wohl auf Dauer trübseliger und beklagenswerter, als z.B. über eine im Moment unabänderliche, notwendige, ungeliebte und unbefriedigende Tätigkeit unentwegt zu klagen und zu jammern. Das kann sich auf berufliche, familiäre oder sonstige zwischenmenschliche Dinge beziehen, oder auf bevorstehende Prüfungen, den bevorstehenden Ruhestand usw. Wenn wir versuchen, den notwendig zu erledigenden Aufgaben einen Wert, eine Berechtigung und vielleicht eine positive Seite abzugewinnen, erleichtern wir uns entscheidend unsere Lage.

Manchmal kreisen unsere Gedanken verbissen und festgekrallt in einem Teufelskreis negativen Denkens. Wir ziehen uns förmlich selbst nach unten und berauben uns unserer Freude und Lebendigkeit. Wir können versuchen, diesen Gedanken ein entschiedenes „Stop!" zuzurufen und unser Denken, unser Bewußtsein mit positiven Inhalten der Zuversicht und Freude auszufüllen. Vielleicht nehmen wir uns gerade an einem solchen Tag für den Abend etwas besonders Schönes vor, allein oder mit Freunden.

Vielleicht kennen Sie den Spruch: „Herr, gib mir die Gelassenheit, Dinge hinzunehmen, die ich nicht ändern kann – die Kraft, Dinge zu ändern, die ich ändern kann – und die Weisheit, das eine vom anderen zu unterscheiden".

Ähnlich wie bei der Vorstellungsübung zum Thema Lebensenergie, wo Ihnen möglicherweise die bloßen Vorstellungen von eigener Vitalität dieses Gefühl der Lebenskraft tatsächlich gegeben hat, können wir auch durch bloße Vorstellungen von freudigen Situationen, durch das Denken an einen ausgelassenen und beschwingten Freundeskreis, an einen gelungenen Witz oder dgl. dieses Gefühl der Freude und des Vergnügtseins in uns hervorbringen.

4. Durch Körperbewegung unser seelisches Befinden verbessern

Vielleicht haben Sie ja das kleine Experiment mit dem Herumgehen (s. oben) gemacht und seinen Einfluß auf Ihre Gemütslage gespürt. Körperbewegung regt unsere Lebensprozesse an, den Kreislauf, die Atmung, den Stoffwechsel, lockert uns körperlich und seelisch.

Ich habe schon an anderer Stelle dieses Trainings darauf hingewiesen, daß Körperbewegung dazu führt, daß in unserem Gehirn Hormone (Neuropeptide) ausgeschüttet werden, die man umgangssprachlich auch Stimmungshormone nennt. Ein Hochgefühl, ja ein Glücksgefühl nach bewältigter körperlicher Anstrengung ist die Folge dieser Hormonausschüttung. Aber es muß nicht immer eine Anstrengung bis zum Schwitzen sein, obwohl diese freilich für den Körper ein besonders wertvoller vitaler Reiz ist.

Es kommt nicht so sehr darauf an, ob Sie nun Feldenkrais-Übungen oder Yoga machen, Atemübungen am offenen Fenster oder Gymnastik, ob Sie spazierengehen oder in einem Verein tanzen, Leichtathletik betreiben oder sonst einen Sport. Immer werden Sie die stärkenden und gesundheitsfördernden Einflüsse Ihrer Aktivität spüren. Sie sollten sich auch hier mehr nach Ihren eigenen Interessen und körperlichen Möglichkeiten richten und danach, was Ihnen wirklich Freude macht.

Freudige Gefühle und der Zustand einer Hochstimmung halten selten über längere Zeit an. Seien Sie darüber nicht enttäuscht, wenn gute Gefühle wieder vergehen. Der Wandel unserer Gefühle und Stimmungen ist ein natürlicher Vorgang, den wir alle durchlaufen müssen, um uns persönlich weiterzuentwickeln.

Lebensfreude

Fragebogen

1. Was ist für mich und was bedeutet für mich Lebensfreude?

2. Aus welchen verschiedenen Lebensbereichen bekomme ich die meiste Lebensfreude?

3. Welche Tätigkeit, welche Beschäftigung gibt mir überhaupt das stärkste Gefühl von Freude und Vitalität?

4. Welche Ereignisse in meinem bisherigen Leben haben mir bisher besonders intensiv das Gefühl von Lebensfreude gegeben?

5. Aus welchen verschiedenen Lebensbereichen bekomme ich die meiste Lebensfreude? (siehe Frage 2). Zeichne, je nach Wichtigkeit, unterschiedlich große „Tortenstücke" in den nebenstehenden Kreis.

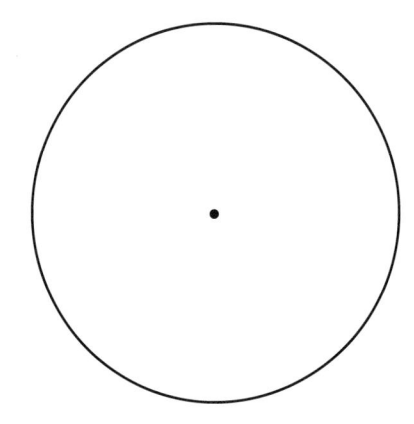

Vorstellungsübung: Lebensfreude

In der folgenden Vorstellungsübung werden verschiedene Gesichtspunkte des heutigen Themas angesprochen. Wählen Sie das für sich aus, was Sie besonders anspricht und lassen Sie das andere beiseite. –

Setze dich oder lege dich bequem und locker hin. Verändere noch etwas deine Lage und versuche, noch bequemer und noch entspannter zu sitzen oder zu liegen.

Schließe die Augen und spüre, wie dein Gewicht auf deine Unterlage drückt. Dein ganzer Körper entspannt sich, die Stirn- und die Augenpartie ist ganz locker und gelöst. Dein Schultergürtel ist ganz entspannt und locker. Dein ganzer Körper ist angenehm schwer und angenehm warm.

Alles um dich herum ist jetzt völlig gleichgültig. Du mußt jetzt überhaupt nichts leisten. Gib dich diesem Zustand und der angenehmen Entspannung einfach hin. Deine Gesichtszüge sind ganz gelöst, der Schultergürtel ganz entspannt und locker. Dein ganzer Körper ist angenehm schwer und angenehm warm.

Deine Atmung geht ruhig und gleichmäßig. Spüre, wie du dich bei jedem Ausatmen tiefer und tiefer entspannst. Genieße deine tiefen Atemzüge – genieße diesen Zustand der Entspannung so intensiv wie möglich und laß dir Zeit dabei. –

Laß deine Gedanken einfach kommen und gehn, hänge ihnen einfach nach.

Deine Gesichtszüge sind ganz schlaff und gelöst, dein Schultergürtel ist ganz locker, ganz entspannt. Dein ganzer Körper ist angenehm schwer und angenehm warm. Du mußt jetzt überhaupt nichts leisten – alles um dich herum ist jetzt völlig gleichgültig.

Genieße deine tiefen und gleichmäßigen Atemzüge und stell' dir vor, wie du dich bei jedem Ausatmen tiefer und tiefer entspannst. Gib dich diesem Zustand der Entspannung so intensiv wie möglich hin – genieße ihn so intensiv wie möglich und laß dir Zeit dabei. –

Gib dich nun deinen Gefühlen und Vorstellungen von Lebensfreude, deinen Bildern und Phantasien von Lebensfreude hin. Laß dich treiben, genieße die Bilder, die sich in dir formen und nimm sie einfach an.

Vergegenwärtige dir Erlebnisse voller Freude und Energie, vielleicht fühlst du dich heiter und kraftvoll, gesund und glücklich – laß dir Zeit.

Achte darauf, wo du dich befindest. Bist du allein – oder bist du mit Anderen zusammen? Vielleicht wechseln deine Bilder und Gefühle. Nimm die verschiedenen Vorstellungen einfach so an, wie sie gerade in dir aufsteigen, genieße diese Vorstellungen so intensiv wie möglich und laß dir Zeit dabei.

Vielleicht stellst du dir dein Gesicht vor, wie es gelöst ist, wie du lächelst, wie du in der Vorstellung vielleicht die Arme reckst und tief und kraftschöpfend einatmest – wie du glücklich bist. Laß einfach alle Vorstellungen zu, die in dein Bewußtsein steigen.

Gib dich deinen Bildern und Vorstellungen einfach hin, genieße sie und laß dir Zeit dabei. Stelle dir vor, wie jede deiner Körperzellen gesund und kraftvoll ist und vor Freude und Lebenskraft strahlt.

Selbst wenn du manchmal meinst, dir stünden solche Gefühle der Kraft und der Freude und der Zuversicht nicht zu – nimm sie jetzt einfach an und genieße sie.

Nimm dir vor, deine Vorstellungen von Lebenskraft und Lebensfreude tagsüber möglichst oft in dein Bewußtsein zu rufen. Achte dabei auf deine Gesichtszüge. Stelle dir vor, wie dein Gesicht gelöst, lächelnd und zufrieden ist – wie du ausgefüllt bist von Gefühlen der Kraft, Energie und Freude.

Nimm dir vor, auf diesem Gebiet der Lebensfreude zu immer größerer Meisterschaft zu gelangen. Frage dich, wie du in Zukunft deine Lebensenergie und Lebensfreude immer weiter stärken und vermehren kannst. –

Laß dir nun Zeit, das noch einmal nachzuerleben, was du in dieser Vorstellungsübung erlebt und erfahren hast. –

Bereite dich nun allmählich darauf vor, daß du diese Übung bald beenden wirst.

Und nun beende die Übung in der folgenden Reihenfolge. Bei geschlossenen Augen zunächst die Hände mehrere Male kräftig zu Fäusten ballen und wieder öffnen, tief atmen und bei geschlossenen Augen dann Arme und Beine kräftig bewegen, sodaß die Muskulatur richtig angestrengt wird. Tief durchatmen, recken, dehnen und strecken und ganz zum Schluß die Augen weit öffnen.

Laß dir nun wieder Zeit, in deiner Gegenwart richtig anzukommen. –

Wenn Sie diese Vorstellungsübung im Liegen gemacht haben, so drehen Sie sich bitte jetzt langsam auf die Seite und setzen Sie sich auf. Bleiben Sie mit geöffneten Augen nun noch eine Weile ruhig sitzen. –

Aufgabenplan / Notizen

Auf dieser Seite können Sie sich Ihre Notizen machen und Vorsätze niederschreiben, was Sie in den Tagen bis zur nächsten Gruppen- bzw. Einzelsitzung für Ihre Gesundheit tun wollen und welche der bisher kennengelernten Übungen Sie wiederholen wollen.

1. Welche der bisherigen Übungen (AT, Vorstellungsübungen usw.) möchte ich in den nächsten Tagen besonders wiederholen?

2. An welchen Tagen und zu welcher Zeit werde ich dies tun?

3. Welche äußeren Störeinflüsse muß ich dabei besonders beachten bzw. ausschalten?

4. Wie kann ich das Wertvolle dieser Übungen in meinen Alltag einbeziehen?

Selbstkontrolle (kurz vor der nächsten Gruppensitzung auszufüllen):

5. Was von dem, was ich mir vorgenommen habe, konnte ich verwirklichen? und was nicht?

6. Was fiel mir besonders schwer, was besonders leicht?

7. Was hat mir große Freude gemacht?

8. Hatte ich mir zu viel vorgenommen?

9. Welche Zweifel sind mir gekommen? Und was will ich in der nächsten Sitzung fragen oder einbringen?

Platz für Notizen:

6. Grundbedürfnisse

Schwerpunkte, Fragestellungen und Ziele dieser Trainingseinheit:

– Autogenes Training (AT): Puls-Übung einführen und üben

– Auseinandersetzung mit Fragen der eigenen Grundbedürfnisse

– Welche meiner Grundbedürfnisse fallen mir überhaupt ein?

– Welche meiner Grundbedürfnisse habe ich mir bisher oft versagt?

– Wie kann ich meine Bedürfnisse noch besser wahrnehmen und verwirklichen?

– Welche Verbote und Tabus hindern mich, meinen Grundbedürfnissen nachzugehen?

– Wechselwirkungen zwischen Psyche und Grundbedürfnissen

– Wechselwirkungen zwischen Grundbedürfnissen und eigener Gesundheit

Der methodische Ablauf:

1. Kurzer Austausch in der Gruppe über die vergangene Woche
2. Überblick über die heutigen Inhalte und methodischen Schritte
3. Autogenes Training (AT): Puls-Übung einführen und üben
4. Austausch über die soeben gemachte AT-Übung
5. Körperbewegung: Herumgehen, Atmen, Lockern, Dehnen
6. Nonverbale pantomimische Übung zur Einführung des Themas
7. Einführung in das Thema „Grundbedürfnisse"
8. Schriftlich: Fragebogen
9. Vorstellungsübung zum Thema „Grundbedürfnisse"
10. Malen zum Thema „Grundbedürfnisse"
11. Gespräche in Kleingruppen (zu je drei Personen)
12. Erfahrungsaustausch in der Gesamtgruppe
13. Zum Abschluß ggf. Bewegung, Tanzen, Spielen, Singen oder dgl.
14. Hausaufgabe: Aufgabenplan

(Dieser Ablauf ist nicht in einer Sitzung von zwei Stunden unterzubringen, daher sollte die Gruppenleitung Schwerpunkte setzen und das Thema ggf. auf zwei Sitzungen verteilen. Auch muß mindestens eine Pause an geeigneter Stelle eingelegt werden).

Benötigte Materialien:

– Fragebogen sowie Aufgabenplan (vervielfältigt)

– Text der Vorstellungsübung

– ggf. Ideen für den Ausklang am Ende der Sitzung

– Kugelschreiber, Malsachen, ggf. Schreibunterlagen

– einige große Bögen Papier, Filzstifte

– ggf. Musikkassette zur Bewegung, zum Tanzen oder dgl.

Themen des Trainings, die mit diesem Thema in Verbindung stehen:

Ort der Ruhe, Lebensenergie, Vorsätze, Selbstvertrauen, Lebensfreude, Ernährung-Bewegung-Schlaf, Abwehrsystem, Berater, Beziehungen, Konflikte, Lebensweg

Einführung

Wie wir bei dem Thema „Lebensenergie" gesehen haben, stärken wir unsere Vitalität zu einem großen Teil allein schon durch die Erfüllung unserer Bedürfnisse nach Schlaf, Essen und Trinken, Entspannen, Fühlen, Wahrnehmen, Bewegen, Spielen, Sexualität usw. Wenn wir diese Bedürfnisse, die wir zu den vitalen Grundbedürfnissen rechnen können, vernachlässigen oder in uns lange Zeit unterdrücken, wenn wir zu wenig schlafen, zu viel arbeiten, uns falsch ernähren oder isolieren – sind wir in Gefahr, krank zu werden.

In dieser Trainingseinheit wollen wir versuchen, mit unseren vitalen Kräften und Bedürfnissen Kontakt zu bekommen, sie näher kennenzulernen und sie uns verstärkt bewußt zu machen. Erst dann können wir sie auch bewußt in den Dienst unserer Gesundheit stellen.

Gleichzeitig wissen wir, daß es oft Konflikte gibt zwischen vitalen Impulsen in uns, etwa dem Bedürfnis nach Bewegung, Sexualität, Aggressivität usw. und einer korrigierenden Verstandesinstanz andererseits, die die Seite der Normen, des Angemessenen und Erlaubten vertritt.

Dabei wollen wir uns zunächst vergegenwärtigen, daß unser Körper vieles ganz automatisch, ohne unser Bewußtsein tut und ohne, daß wir dabei etwas direkt verändern können. Andere Lebensprozesse, wie Verdauung, unser Puls oder auch unsere Atmung, spüren wir zwar, können sie aber willentlich nur zum Teil beeinflussen.

Denken Sie an Ihr Abwehrsystem, Ihr Kreislaufsystem, an Ihre Wahrnehmungen, Ihre Gefühle, an Ihre Abneigungen und Sympathien, an Ihr Gedächtnis, Ihre Körperhaltung und vielfältigen Körperfunktionen, Ihr Stoffwechselsystem, an alle Ihre automatisch ablaufenden Funktionen und Tätigkeiten.

Obwohl unser Körper vieles unbewußt und automatisch tut, ist es dennoch in begrenztem Maße möglich, über unsere Vorsätze und durch Vorstellungen auf diese Vorgänge Einfluß zu nehmen (s. Thema „Abwehrsystem"). Etwa wenn wir im Autogenen Training die Durchblutung unseres Körpers oder auch nur bestimmter, vielleicht erkrankter Körperbereiche beeinflussen, wenn wir uns an etwas erinnern, wenn wir uns in unserer Körperhaltung korrigieren oder uns entschließen, unsere Ernährung umzustellen.

Unsere vitalen Grundbedürfnisse und Kräfte können wir an uns selbst in vielfältiger Ausprägung erfahren. Wir sind gleichzeitig:

– ein fähiger Arzt, der sich selbst heilt,
– ein spielerisches Wesen, das sich Freude und Abwechslung gönnt,
– ein Liebhaber, der Zärtlichkeiten geben und empfangen kann,
– ein Individualist, der seinen eigenen Willen hat und ihn bei Bedarf durchsetzt,
– ein Kundschafter, der wachsam seine Umgebung beobachtet und erforscht,
– ein genialer Chemiker, der durch hochkomplexe biochemische Prozesse Lebenskraft für uns bereitstellt,
– ein Meister der Bio-Technologie, der unseren Körper ständig überwacht, ausbessert und reinigt,
– ein Archivar, der ein ausgezeichnetes Gedächtnis hat,
– ein universelles Fortbewegungsmittel, das gehen und laufen, springen, tanzen, schwimmen und klettern kann.

Je nachdem, welche der genannten Fähigkeiten oder Bedürfnisse wir in den Vordergrund stellen, können wir uns recht unterschiedliche Bilder oder Symbole davon machen: Ein Tier vielleicht, ein wildes Tier oder ein Haustier oder einen Baum oder sonst eine Pflanze, einen Rosenstock etwa oder eine starke Eiche oder einen dienstbaren Geist, einen Diener oder Helfer, einen Schutzengel oder einfach nur eine angenehme innere Stimme oder sonst eine dienstbare Symbolgestalt.

Und da es uns diese Zusammenhänge noch plastischer und konkreter macht und uns den Zugang zu unseren vitalen Kräften und Bedürfnissen erleichtert, wollen wir unsere Phantasie einmal einsetzen und uns ein Symbolwesen ausdenken, das eben diese verschiedenen Grundbedürfnisse und Fähigkeiten in uns symbolisieren, in sich vereinigen soll. Wenn Sie also Ihre eigenen Grundbedürfnisse und Fähigkeiten in Ihrer Phantasie eher als großen Baum vor sich sehen, oder als ein Gewässer, einen Fluß oder das Meer, oder als ein Tier, eine Raubkatze etwa oder einen Bären – so wollen wir sagen, daß dieses Symbolwesen Ihre Grundbedürfnisse symbolisch darstellen soll. Wenn Sie sich also im Verlauf dieser Trainingseinheit ein solches Symbolwesen suchen, so wollen wir es im folgenden Ihr „inneres Symbolwesen" nennen. Freilich wird dieses Symbolwesen keineswegs all unsere Bedürfnisse und Fähigkeiten umfassend verkörpern können.

Lassen Sie uns noch etwas bei unseren Phantasien bleiben und stellen wir uns vor, daß wir mit diesem unserem inneren Symbolwesen in geeigneter Weise in Kontakt treten, mit ihm in unserer Phantasie freundschaftlich-vertrauten Umgang haben. Wieder kann es sein, daß uns dadurch unsere vitalen Grundbedürfnisse noch deutlicher vor Augen treten. In der Phantasie, wie im Märchen, sind uns keine Grenzen gesetzt, wir können mit Bäumen sprechen, einen großen starken Bären streicheln, einem Bach oder See unsere Wünsche anvertrauen. Scheuen Sie sich nicht, Ihre Phantasie spielerisch zu betätigen:

- **Bitte dein inneres Symbolwesen, dir zu helfen**: Versuchen Sie, Ihr inneres Symbolwesen in Ihren Tagesablauf einzubeziehen und bitten Sie es, für Sie tätig zu werden. Sei es beim Lernen, beim Ausruhen, in der Liebe und beim Gesundwerden.

- **Setze dich mit den „Botschaften" deines inneren Symbolwesens auseinander**: Wenn Sie z.B. keine Lust haben zu arbeiten, fragen Sie sich, woran es liegt. Vielleicht überfordern Sie sich, vielleicht möchten Sie etwas anderes tun, vielleicht aber einfach mal gar nichts tun. Wenn es in Ihren Beziehungen Schwierigkeiten gibt, welche Vorstellungen von Beziehung oder welche Bedürfnisse werden nicht erfüllt?

- **Vertraue deinem inneren Symbolwesen**: Je mehr Sie Ihren Grundbedürfnissen Raum lassen und darauf vertrauen, daß Sie das Richtige machen, um so ausgeglichener werden Sie leben. Dieses Wissen, daß Sie sich auf diese Kraft in sich verlassen können, gibt Ihnen ein stabiles Selbstvertrauen.

- **Sprich deinem inneren Symbolwesen Dank und Anerkennung aus**: Ihr Symbolwesen hilft Ihnen, wieder gesund zu werden oder gesund zu bleiben. Ihr Verhältnis zu diesem Wesen wird vertrauensvoll und fest werden, wenn Sie ihm Ihre Verbundenheit und Dankbarkeit zeigen, das Wesen loben und ihm liebevoll begegnen.

Der Ausflug in die Welt der Phantasie, der Symbole und Metaphern hilft Ihnen dabei, die Zusammenhänge zwischen Ihren Grundbedürfnissen und Ihrer Gesundheit noch gefühlsintensiver und farbiger zu erkennen, als wenn wir diese Dinge auf einer nur rationalen Betrachtungsebene besprechen würden. Daher bitte ich Sie, sich diese Phantasien auch als erwachsener Mensch zu erlauben und ihnen zu vertrauen.

Wenn Sie mit diesen Vorstellungen und Empfehlungen arbeiten, werden Sie dazu beitragen, ein stabiles und selbstbewußtes Verhältnis zu Ihren eigenen Bedürfnissen zu bekommen.

Grundbedürfnisse

Fragebogen

1. Ich wähle mir ein Tier oder ein anderes beliebiges Symbolwesen, das mir sympathisch ist.

2. Welche angenehmen und unangenehmen Eigenschaften hat dieses Wesen?
   angenehm:

   unangenehm:

3. Welche Eigenschaften haben wir gemeinsam, welche sind unterschiedlich?
   gemeinsame Eigenschaften:

   unterschiedliche Eigenschaften:

4. Wie würde sich dieses Wesen fühlen, wenn es mein Leben führen würde oder müßte?

5. Was sagt dieses Wesen zu meinem Leben, was rät es mir?

Vorstellungsübung: Grundbedürfnisse

In der folgenden Vorstellungsübung werden verschiedene Gesichtspunkte des heutigen Themas angesprochen. Wählen Sie das für sich aus, was Sie besonders anspricht und lassen Sie das andere beiseite. –

Setze oder lege dich locker und bequem hin und schließe die Augen. Wenn dich noch etwas stört, verändere ruhig solange deine Haltung, bis du dich ganz wohlfühlst.

Nimm jetzt ein paar tiefe Atemzüge und richte dich dabei innerlich auf Entspannung ein. Verabschiede dich von der Außenwelt und richte deine Aufmerksamkeit auf deinen Körper. Laß dein Bewußtsein durch deinen Körper streifen und dabei dorthin gehen, wohin es gehen will.

Du mußt jetzt nichts tun, nichts leisten. Alles um dich herum ist jetzt völlig gleichgültig. Einfach treiben lassen, geschehen lassen. Deine Gesichtszüge sind ganz locker und gelöst. Dein Schultergürtel und auch dein Bauch ist ganz entspannt und locker. Dein ganzer Körper ist angenehm schwer und angenehm warm. Deine Atmung geht ruhig und gleichmäßig.

Wende dich nun deinen lebensnotwendigen Grundbedürfnissen zu, die du brauchst, um gesund zu werden oder gesund zu bleiben.

Laß vielleicht in deiner Phantasie irgendein Symbolwesen vor dir auftauchen, das für dich deine Grundbedürfnisse darstellt. Ein Tier vielleicht, ein wildes Tier oder ein Haustier, oder eine Pflanze, ein Baum vielleicht oder ein beliebiges Phantasiewesen. Dieses Wesen stellt deine lebensnotwendigen Grundbedürfnisse dar.

Mache dich jetzt noch weiter mit diesem Wesen vertraut. Mache dir die Fähigkeiten dieses Wesens bewußt, die Fähigkeit zum Wahrnehmen, die Fähigkeit, sich selbst zu heilen, zu fühlen, zu lieben und zu spielen. Stell' dir vor, daß dieses Wesen ein Teil von dir ist.

Mache dir die erstaunlichen Fähigkeiten deines Wesens bewußt. Dieses Wesen ist ein Teil von dir selbst, das sich manchmal wohl und manchmal unwohl bei dir fühlt. Vielleicht spürst du ein Gefühl der Verbundenheit und Anerkennung für dieses Wesen?

Laß die Bilder und Vorstellungen in dir aufsteigen, die sich in dir formen und nimm sie einfach an.

Nimm dein Wesen genau wahr. Wie sieht es aus? Welche Eigenschaften hat es? Welcher Name fällt dir für dein Wesen ein? Sprich es mehrere Male mit diesem Namen an.

Mach dir bewußt, daß dieses Wesen ein Teil von dir ist. Frage es, wie es mit deinem Leben zufrieden ist. Wie fühlt es sich? und wie geht es ihm bei den Aufgaben, die es zur Zeit mit dir zusammen bewältigen muß?

Wie gefallen deinem Wesen deine Beziehungen zu anderen Menschen? Und wie gefällt ihm die Art, wie du der Welt begegnest? Bist du eher isoliert oder gesellig? Schluckst du vieles lieber herunter oder drückst du es aus? Bist du eher ängstlich zurückgezogen oder gehst du auch manchmal ein Risiko ein?

Mache dich jetzt noch mehr mit deinem Wesen vertraut.

Sprich jetzt mit ihm darüber, was ihr in Zukunft anders machen wollt, was ihr ändern könnt, wie ihr euer gemeinsames Leben zur beiderseitigen Zufriedenheit besser gestalten könnt.

Dein Wesen nimmt sehr genau wahr und achtet sehr sorgfältig darauf, wie du mit dir umgehst. Wenn du z.B. deine Gesundheit sehr überanstrengst und dich überforderst, reagiert es mit Opposition und Widerstand, zeigt seinen eigenen Willen und wirft dir vielleicht Knüppel zwischen die Beine. Es macht sich damit auf drastische Weise zum Anwalt deiner Gesundheit, der dir auf diese Weise seine Botschaften übermittelt.

Bedanke dich nun bei deinem Wesen für den heutigen Kontakt. Nimm dir vor, in nächster Zeit öfter mit ihm zusammenzusein und seine Wünsche und Botschaften bei deiner Lebensplanung und Lebensgestaltung zu berücksichtigen.

Laß dir nun Zeit, das noch einmal nachzuerleben, was du in dieser Vorstellungsübung erlebt und erfahren hast. –

Stelle dich nun allmählich darauf ein, diese Übung bald zu beenden.

Beende nun diese Übung in der folgenden Reihenfolge: Die Augen bleiben zunächst geschlossen. Wende dich wieder deiner Atmung zu und stell' dir vor, wie du jedesmal beim Einatmen Kraft und Gesundheit in dich aufnimmst, was immer du darunter verstehst. Fülle deine Lungen mit dem Gefühl von Kraft und Gesundheit.

Stelle dir vor, wie du beim Ausatmen dieses Gefühl von Kraft und Gesundheit in deinen ganzen Körper strömen läßt mit dem Satz: „Ich bin gesund, körperlich und seelisch". Laß dieses Gefühl durch deinen ganzen Körper fließen und mach mehrere solcher tiefen Atemzüge.

Nun bei geschlossenen Augen die Hände mehrere Male kräftig zu Fäusten ballen und wieder öffnen und dabei tief ein- und ausatmen. Bei geschlossenen Augen dann die Arme und Beine kräftig bewegen, daß die Muskulatur angestrengt wird, tief atmen, recken und dehnen – und ganz zuletzt die Augen weit öffnen.

Laß dir nun wieder Zeit, in deiner Gegenwart richtig anzukommen. –

Wenn Sie diese Vorstellungsübung im Liegen gemacht haben, so drehen Sie sich bitte jetzt langsam auf die Seite und setzen Sie sich auf. Bleiben Sie mit geöffneten Augen nun noch eine Weile ruhig sitzen. –

Aufgabenplan / Notizen

Auf dieser Seite können Sie sich Ihre Notizen machen und Vorsätze niederschreiben, was Sie in den Tagen bis zur nächsten Gruppen- bzw. Einzelsitzung für Ihre Gesundheit tun wollen und welche der bisher kennengelernten Übungen Sie wiederholen wollen.

1. Welche der bisherigen Übungen (AT, Vorstellungsübungen usw.) möchte ich in den nächsten Tagen besonders wiederholen?

2. An welchen Tagen und zu welcher Zeit werde ich dies tun?

3. Welche äußeren Störeinflüsse muß ich dabei besonders beachten bzw. ausschalten?

4. Wie kann ich das Wertvolle dieser Übungen in meinen Alltag einbeziehen?

Selbstkontrolle (kurz vor der nächsten Gruppensitzung auszufüllen):

5. Was von dem, was ich mir vorgenommen habe, konnte ich verwirklichen? und was nicht?

6. Was fiel mir besonders schwer, was besonders leicht?

7. Was hat mir große Freude gemacht?

8. Hatte ich mir zu viel vorgenommen?

9. Welche Zweifel sind mir gekommen? Und was will ich in der nächsten Sitzung fragen oder einbringen?

Platz für Notizen:

7. Ernährung – Bewegung – Schlaf

Schwerpunkte, Fragestellungen und Ziele dieser Trainingseinheit:

– Autogenes Training (AT): Atem-Übung einführen und üben

Ernährung:

– Grundlagen einer gesunden Ernährung
– Vitamine, Mineral- und Ballaststoffe, Phytochemikalien
– Keine Ideologisierung, selber ausprobieren
– Einflüsse der Ernährung auf unser Immunsystem
– Kritische Reflexion des Schlankheitskults
– Praktische Rezepte zum einfachen Selbermachen
– Gemeinsames Anrichten und Verzehren von Salaten, Obst usw.

Bewegung:

– Körperbewegung und Immunsystem
– Was ist Ruhepuls, was ist Belastungspuls?
– Bewegung läßt im Körper wichtige Botenstoffe entstehen
– Einfluß von Bewegung auf Gesundheit und Wohlbefinden
– Muskeln, Bänder, Sehnen und Gelenke wollen bewegt werden

Schlaf:

– Verschiedene „Schlaftypen"
– Verschiedene Phasen des Schlafs
– Die Wichtigkeit unserer Träume
– Der Begriff „innere Uhr"
– Schlafstörungen: Ursachen, Formen und Behandlung
– Einschlafhilfen
– Schlaf als wichtiges Therapeutikum schlechthin

Der methodische Ablauf:

1. Kurzer Austausch in der Gruppe über die vergangene Woche
2. Überblick über die heutigen Inhalte und methodischen Schritte
3. Autogenes Training (AT): Atem-Übung einführen und üben
4. Austausch über die soeben gemachte AT-Übung

Der weitere Ablauf soll nach vorheriger Absprache mit den Teilnehmern gemeinsam gestaltet werden. Anregungen dazu siehe unten. Beachte auch die thematische Verwandtschaft der AT-Übung „Atmung" mit dem Thema „Bewegung".

Benötigte Materialien:

Ernährung:

Obst, Salate, Gemüse, Kräuter, Essig, Öl usw.; zum Herstellen von Yoghurt: 1 Becher ganz frischen Yoghurt, 1 Liter Milch, Thermometer, kleine Heizplatte, Topf, Thermoskanne; Rezepte, Tabellen, Bestecke und Teller, Servietten usw.;

Bewegung:

Musikkassette mit Tänzen oder dgl., Uhr mit Sekundenzeiger (Ruhe- und Belastungspuls), bequeme Schuhe oder Turnschuhe, bequeme Kleidung, Bälle, Wurfscheiben und dgl.

Themen des Trainings, die mit diesem Thema in Verbindung stehen:

Lebensenergie, Selbstvertrauen, Vorsätze, Lebensfreude, Abwehr, Grundbedürfnisse, Berater, Konflikte, Lebensweg, Lebensplanung

Einführung

Diese drei Bereiche fasse ich hier zusammen, weil sie eine biologische Vorbedingung unserer Gesundheit darstellen und mit unserem Wohlbefinden unmittelbar zu tun haben.

Ernährung

Im vergangenen Jahrhundert setzte in Europa eine Reformbewegung ein, die viele Lebensbereiche erfaßte und im deutschsprachigen Raum mit bekannten Namen wie Sebastian Kneipp (1821-1897, Kaltwasseranwendungen, Ernährung, Heilkräuter), Maximilian Bircher-

Benner (1867-1939, vegetarische Vollwertkost), Friedrich Jahn (1778-1852, Turnen und Bewegung) und Daniel Schreber (1808-1861, Bewegung) verbunden sind. Auch die Mode befreite sich allmählich von Korsett und Stehkragen und die berühmte Coco Chanel (1883-1971) formulierte nach dem Ersten Weltkrieg den Satz: „Wirkliche Eleganz setzt die ungehinderte Bewegungsmöglichkeit voraus."

Der Vegetarismus entstand und fand schnell eine steigende Zahl von Anhängern, spaltete sich auf in strenge und ganz strenge und weniger strenge Fraktionen und solche, die auch Quark essen durften usw. Auf die jahrtausendealte Praxis des Fastens wurde man wieder verstärkt aufmerksam und konnte mit den immer feiner und genauer arbeitenden Untersuchungsmethoden unseres Jahrhunderts inzwischen die selbstreinigende Wirkung einer sachgerecht durchgeführten Fastenkur nachweisen.

Es sind gegenwärtig ganze Schulen und Ernährungsrichtungen entstanden und haben bei den Patienten entsprechende Heilungserwartungen erzeugt. Uns kommt es hingegen in unserer Arbeit darauf an, die Gruppenteilnehmer nicht in neue Abhängigkeiten von irgendwelchen „Ernährungspäpsten" zu bringen, sondern ihr eigenes genußvolles, aber maßvolles Essen auf die drei Grundprinzipien auszurichten:

– Vollwerternährung mit frischen Gemüsen, Obst, Vollkornprodukten

– reichlich Vitamine, Eiweiß und Mineralstoffe aufnehmen

– insgesamt aber wenig essen

Beachten Sie, daß unsere Sprache, auch das trockene Amtsdeutsch, vom „Genuß" eines Lebensmittels („Vor dem Genuß unreifen Obstes ..." oder dgl.) oder von „ungenießbaren" Dingen spricht. Das Genießen beim Essen war offenbar früheren Jahrhunderten so selbstverständlich, daß es ebenso selbstverständlich in die Umgangssprache aufgenommen wurde.

Eine ballaststoffreiche Vollwerternährung, verbunden mit Milchprodukten, stellt eine ausgewogene Ernährungsweise dar, in der es durchaus auch Fleisch geben kann. Bei diesem Thema Ernährung spielen sich in den Trainingsgruppen mitunter regelrechte Glaubenskriege ab, und ich halte dann mit meiner Meinung nicht hinterm Berg, daß bei allzuviel Ideologie und unduldsamem Eifer häufig die Freude, der gesunde Appetit am Essen verlorengehen kann.

Auch die Wissenschaft hat sich längst diesem für unsere Gesundheit so wichtigen Kapitel „Ernährung" zugewandt und in letzter Zeit aufregende Entdeckungen auf diesem Gebiet gemacht. Hierbei interessieren sich die Forscher wieder einmal in erster Linie für die Zusammenhänge zwischen Ernährung einerseits und Krebserkrankung und Immunsystem andererseits:

Eine großangelegte Studie in den USA 1990 hat ergeben, daß reichlicher Genuß von Obst und Gemüse tatsächlich das Krebswachstum in fast jedem Entwicklungsstadium verlangsamen oder gar umkehren kann. Von großer Wichtigkeit erwiesen sich dabei Schwefelverbindungen (sogen. „Sulforaphan"), die in Brokkoli und anderen Kohlarten, aber auch in Knoblauch und Zwiebeln enthalten sind.

Inzwischen ist eine ganze Wissenschaftlergeneration von Biochemikern, Medizinern, und Biologen dabei, immer neue Phytochemikalien zu entdecken und auf ihre Funktion und Wirkung im menschlichen Organismus hin zu untersuchen. Diese Substanzen, mit denen sich die Pflanzen vermutlich selbst schützen (z.B. vor zu starker Sonneneinstrahlung, vor Bakterien und Viren usw.), senken im menschlichen Organismus Blutdruck und Cholesterinspiegel und stärken das Immunsystem, wodurch die verschiedensten bakteriellen und viralen Infekte, entzündliche Prozesse und bösartiges Zellgewebe bekämpft werden.

Dabei wenden diese Substanzen gleichzeitig mehrere Strategien an (vergl. Stern 18/94): Zum einen hemmen sie die Entstehung von krebserzeugenden Substanzen im Körper, die etwa durch den Genuß von Grillfleisch oder das Einatmen von Tabakrauch entstehen würden. Zum anderen wandeln sie krebserzeugende Stoffe, die im Körper gebildet werden oder in ihn hineingelangen, in ungefährliche Stoffe um und helfen bei ihrer Ausscheidung.

Selbst krebserregende Stoffe, die bereits in die einzelne Körperzelle eingedrungen sind, die den Zellkern schädigen und sein Erbgut zu ungeregeltem Wachstum umprogrammieren können, werden von diesen Pflanzenchemikalien angegriffen: Sie können ebenfalls in das Zellinnere gelangen, gewissermaßen dem Feind hinterher, und dort bestimmte in der Zelle vorhandene Eiweiße mobilisieren, die dann den krebserregenden Stoff chemisch neutralisieren und aus der Zelle wieder heraustransportieren. Insbesondere in Brokkoli und anderen Kohlarten, in Soja, Zwiebeln, Knoblauch und Tomaten finden sich diese reinigenden und krankheitsunterdrückenden Pflanzenstoffe, die so unaussprechliche Namen wie Flavonoide, Indole, Sulforaphane, Isothiozyanate usw. haben.

Bereits vor über 60 Jahren, 1933, hat eine britische Studie gezeigt, daß Menschen, die oft Karotten, Zwiebeln, Rote Beete und viel Kohl essen, ein deutlich geringeres Krebsrisiko haben.

Es zeichnet sich ab, daß diese Phytochemikalien im Kampf gegen den Krebs vielleicht schon bald den Vitaminen und Mineralstoffen in der pflanzlichen Kost den Rang ablaufen werden. Denn selbst wenn schon im Körper kleine Tumore gebildet wurden, vermag einer dieser Stoffe, das Genistein (zu sprechen wie das ei in Koffein) aus der Sojabohne, diese kleinen Tumore wieder zu eliminieren, indem es ihnen einfach die Blutversorgung unterbindet.

Hier eröffnen sich für unsere Gesundheit und für die Behandlung schwerer Krankheiten in der Zukunft sehr interessante und hoffnungsträchtige Perspektiven, auch wenn diese Forschungen gerade erst angelaufen sind und der Weg bis zu den fertigen und für Menschen zugelassenen Medikamenten sicherlich noch lang ist. Wieder einmal erfährt ein jahrtausendealtes, nur auf Beobachtung und Erfahrung basierendes Wissen früherer Heiler und Heilerinnen, die mit Tees, Diät oder Fasten, mit Kräuterwickeln oder Elexieren, mit Tinkturen und Mazeraten gearbeitet haben, durch moderne Untersuchungsverfahren eine nachträgliche Bestätigung. (Shakespeare läßt in „Romeo und Julia" den Bruder Lorenzo beim Kräutersammeln einen wunderschönen Monolog sprechen, der den Wert der vielen Pflanzen preist).

Je tiefer die Wissenschaft in die Geheimnisse des Lebens eindringt, desto mehr staunen wir über die natürlichen Kräfte der Selbstreinigung und Lebenserhaltung der Organismen, sofern wir nicht durch allzu grobe Fehler die Grundlagen unseres Lebens gefährden.

Eine kritische Bemerkung muß hier noch zum Schlankeitskult unserer Zeit gesagt werden. Unsere hochkommunikative Gegenwart mit ihren ununterbrochenen visuellen Angeboten geschminkter, gestylter, gelifteter und geschönter Gesichter und Gestalten erzeugt einen ungeheuren Bestätigungsdruck und verführt insbesondere Frauen, aber auch Männer, sich dieser Konkurrenz zu stellen. Die Abnehmindustrie, an das Selbstwertgefühl und die Konkurrenz, an das Streben nach Erfolg, an das Verantwortungsgefühl für die eigene Gesundheit oder an andere Gefühle plump appelierend, macht enorme Umsätze und erfreut sich eines großen und sicheren Marktes. Da das natürliche Abnehmen (FDH) so schwer, das Ziel aber nach gegenwärtiger allgemeiner Ansicht so erstrebenswert ist, wird den scheinwissenschaftlichen Abnehmversprechungen um so eher geglaubt: Die Folge ist ein manchmal jahrelanges starkes Schwanken des Körpergewichts mit gefährlichen oder gar lebensbedrohlichen Stoffwechselstörungen.

Eine Ernährung mit viel Obst und Gemüse, Vollkorn- und Milchprodukten, insgesamt aber eher knapp bemessen, kommt dem Optimum wohl am nächsten, reguliert das Körpergewicht auf natürliche Weise und erhält gesund und vital bis ins hohe Alter.

Bewegung

Die körperliche Tüchtigkeit wurde bereits in alten Hochkulturen als ein erstrebenswertes Gut gepriesen. Der sportliche Wettkampf der alten Griechen alle vier Jahre in Olympia war eine heilige, den Göttern geweihte Festlichkeit, während der sogar alle Feindseligkeiten und Kriege unterbrochen wurden.

In Deutschland meldeten sich im 19. Jahrhundert die ersten Befürworter und Verfechter der Körperbewegung zu Wort und wurden, wie etwa der „Turnvater" Jahn, verlacht und behördlich verfolgt, so daß er sich wochenlang in einer Felshöhle an der Saale verstecken mußte. Der in Leipzig wirkende Arzt Daniel

Schreber empfahl seinen Patienten zur Stärkung der Gesundheit das Bewegen an frischer Luft und begründete den ersten nach ihm benannten Kleingartenverein.

Die Aktivitäten des „Wandervogel", verbunden mit einer umfassenden Reformbewegung um die Jahrhundertwende, erfaßte verschiedene Lebensbereiche wie Essen und Trinken, Kleidung, Kunst und Kultur, mit dem Ziel größerer Natürlichkeit und Naturverbundenheit: Das Steife, Künstliche, innerlich und äußerlich Stramme verlor mehr und mehr seine Gültigkeit und eine breite, begeisterte, befreite Bewegung schickte sich in weiten Reformkleidern, in bequemen Sandalen und mit wehenden Haaren an, das „Gesunde" und „Einfache" für sich zurückzuerobern.

Durch maßvoll anstrengende körperliche Bewegung werden im Körper Hormone gebildet, sogen. Endorfine. Sie sind für unser Wohlbefinden verantwortlich, sie machen high, aber auch leichtsinnig. Diese hormonartigen Stoffe wirken auf die einzelnen Immunzellen ein und werden sogar von diesen Immunzellen gebildet. Sie haben Einfluß auf die Killer- und Freßzellen, die bei der Heilung von Krebs eine zentrale Rolle spielen, und stacheln sie zu vermehrter Aktivität an. Endorfine haben darüberhinaus auch schmerzlindernde Wirkung, sie sorgen in Wettkämpfen dafür, daß die Anstrengung und die Schmerzen erträglich bleiben, worin jedoch auch wieder eine Gefahr liegt, indem sie uns auch kritiklos und unvorsichtig machen und uns in Gefahr bringen, uns zu überfordern.

Körperbewegung, wenn sie maßvoll anstrengend ist, stärkt die Abwehrlage des Organismus, läßt, salopp gesprochen, die Freßzellen im Blut besser fressen (z.B. eingedrungene Bakterien) und die Killerzellen besser killen (z.B. Tumorzellen im Körper). Die Folge sind weniger Infekte. Es ist erwiesen, daß sich die Freß- und Killerzellen im Blut stärker vermehren, wenn wir uns viel bewegen, und daß sich darüberhinaus die Aktivität der einzelnen Zelle verbessert als Folge unserer Körperbewegung.

Allzuviel ist aber ungesund: Leistungssportler, vor allem Männer, haben ein deutlich schwächeres Immunsystem als normale Menschen und leiden häufiger unter sogen. Banal-Infekten. Ihre Lebenserwartung ist keineswegs höher als die der Durchschnittsbevölkerung. Eine wichtige Rolle scheint hier das Männlichkeitshormon Testosteron zu spielen, das beim Aufbau von Muskelgeweben beteiligt ist und von dem man weiß, daß es die Immunreaktion des Körpers bremst bzw. schwächt, d.h. die Antikörperbildung im Körper herabsetzt. Das Weiblichkeitshormon Östrogen hingegen stimuliert und kräftigt das Immunsystem, regt die Antikörperbildung an und sorgt dafür, daß die Infektabwehr bei Frauen im allgemeinen besser ist als bei Männern (s. das Thema „Abwehrkraft").

Die positiven Auswirkungen einer maßvoll anstrengenden Körperbewegung auf die Gesundheit sind in zahllosen Untersuchungen erwiesen. Nach einer finnischen Studie kann derjenige, der öfter in der Woche in Schweiß gerät, sein Herzinfarktrisiko um die Hälfte verringern. Zusammengerechnet sollen wir uns mindestens zwei Stunden pro Woche schnell oder anstrengend bewegen, so die Wissenschaftler. Eine andere Studie empfiehlt eine tägliche Körperbewegung im Gegenwert von 300 Kalorien, was etwa einem 2- bis 3-stündigen Spaziergang entspricht.

Das Wissen um diese Zusammenhänge sollte es dem Gruppenleiter erleichtern, in seine Arbeit mit diesem Training die Körperbewegung in einer mäßig anstrengenden Form stets mit einzubauen.

Wir setzen in unseren Gruppen als kreislaufbelastende Übungen das Tanzen und das Laufen ein (z.B. Laufen auf der Stelle oder auch gemeinsam im Freien). Wir lassen die Gruppenteilnehmer ihren Ruhe- und Belastungspuls messen und halten dazu an, daß der Belastungspuls nicht über 130 Herzschläge pro Minute ansteigt.

Aber nicht nur ein mobilisierendes, den Kreislauf und die Sauerstoffversorgung anregendes Bewegungstraining ist sinnvoll. Von gleicher Berechtigung, nur mit anderer Zielsetzung, sind die ruhigen, meditativen **Bewegungsübungen nach Feldenkrais**. Wie an früherer Stelle schon ausgeführt, reagieren wir auf seelische bzw. mentale Erlebnisse immer gleichzeitig auch körperlich: Wenn wir uns bei geschlossenen Augen vorstellen, von einer Zitrone abzubeißen, das Fruchtfleisch zu kauen und schließlich herunterzuschlucken, so wird diese Vorstellung früher oder später zu ganz bestimmten körperlichen Reaktionen führen: Wir spüren vermehrte Speichelbildung, müssen schlucken und nehmen vielleicht Magengeräusche oder Darmbewegungen wahr.

Moshe Feldenkrais hat sich nun für die genau umgekehrten Wirkungszusammenhänge in unserem Organismus interessiert, daß nämlich körperliche Veränderungen, ruhig-fließende Bewegungen, Körperhaltungen oder verschiedene Arten des Gehens oder Sich-Bewegens ganz bestimmte seelische Auswirkungen zur Folge haben: Wenn wir im entspannten Zustand und mit geschlossenen Augen beispielsweise unsere Mundwinkel für einige Sekunden nach unten ziehen und so eine kurze Zeit verweilen, so werden wir Veränderungen unserer seelischen Verfassung bemerken: Je nach aktueller persönlicher Situation oder sonstiger individueller Merkmale werden uns wahrscheinlich Gefühle von Mißmut, Trotz, Depression, Trauer oder Schmerz bewußt. Heben wir demgegenüber bei geschlossenen Augen unsere Augenbrauen für einige Sekunden an und verweilen auf diese Weise, so stellen wir auch hier wieder – diesmal wohl ganz andere – seelische Veränderungen fest: Vielleicht Erstaunen, Skepsis, Mißbilligung u. dgl. – Kauern wir uns auf unserem Stuhl oder am Boden mit angespannter Muskulatur so eng und zusammengekrümmt wie möglich hin, so erleben wir bald Gefühle der Angst, Bedrückung, vielleicht Wut und Aggressivität, u.U. verbunden mit Erinnerungen an bestimmte Menschen oder Erlebnisse; unsere Gedanken und Erinnerungen werden durch unsere aktuelle Körperhaltung beeinflußt. Gehen wir hingegen bewußt aufrecht und mit gehobenem Blick einige Zeit umher, so werden wir Gefühle der Befreiung und Leichtigkeit, der Energie und Lebenszuversicht haben; wir werden wiederum an bestimmte andere Menschen und Erlebnisse denken und vermutlich klare Gedanken und gute Einfälle haben.

Diese Zusammenhänge und Gesetzmäßigkeiten, daß also körperliche Bewegungen oder Haltungen unsere seelische Verfassung, unsere Gefühlslage, unsere Gedanken, Ideen und Einfälle und damit unsere Gesundheit beeinflussen, hat Feldenkrais besonders interessiert und veranlaßt, in Zusammenarbeit mit Bewegungstherapeuten und Krankengymnasten eine Reihe von Bewegungsübungen zu schaffen. Ich sehe in diesen Übungen eine ideale und zu den verbalen Anteilen des Trainings gleichberechtigte Ergänzung und setze sie mit großer Überzeugung in meiner Arbeit ein. Ebenso geeignet sind hier freilich auch Übungen aus vergleichbaren anderen Richtungen der körperbezogenen Arbeit – hier wird jeder Gruppenleiter seinen persönlichen Schwerpunkt setzen.

Schlaf

Die Menschen früherer Epochen haben den Schlaf als eine regelmäßig wiederkehrende Selbstvergiftung des Körpers angesehen. Die alten Ägypter maßen ihm eine überragende heilende Wirkung zu und entwickelten Rituale seiner Anwendung in Form des Tempelschlafs.

Erst mit der Erfindung des EEG (Elektro-Enzephalo-Gramm, ein Gerät, das die elektrischen Potentialschwankungen des Gehirns aufzeichnet) in den 20-er Jahren schuf sich die Wissenschaft ein Instrument, mit dem man feststellte, daß unser Gehirn im Schlaf ebenso aktiv ist wie im Wachzustand und daß der Nachtschlaf aus bestimmten Stadien, sogen. Zyklen aufgebaut ist, die der ungestörte Schläfer in jeder Nacht durchläuft.

Ein Hauptforschungsgebiet heutiger Schlafforschung sind die Zusammenhänge zwischen Schlaf und dem Immunsystem sowie der Hormonregulation.

Man unterscheidet vier verschiedene unterschiedlich tiefe Schlafphasen: Wenn man einschläft, durchläuft man zunächst zwei leichtere Phasen und erreicht nach etwa 40 Minuten zum ersten Mal das Tiefschlafstadium 4. Etwa nach weiteren 30 Minuten wird der Schlaf plötzlich wieder flacher: es folgt die erste Traumphase. Es schließt sich eine zweite Tiefschlafphase 4 an. Diese Tiefschlafphasen gelten als besonders erholsam. Nach etwa 20 Minuten Tiefschlaf kommt es wieder zu Traumphasen mit leichtem Schlaf, die von charakteristischen heftigen Augenbewegungen bei geschlossenen Lidern begleitet werden (sogen. REM-Schlaf). Diese Traumphasen werden gegen Morgen hin immer länger, die Tiefschlafphasen immer kürzer und flacher.

Am phantasievollsten und intensivsten sind unsere Träume in den REM-Phasen, aber auch in allen anderen Schlafphasen wird geträumt.

Für den Organismus haben die verschiedenen Schlafphasen unterschiedliche Bedeutung: Nach einer Periode des Schlafentzugs wird in der ersten ungestörten Nacht besonders der Tiefschlaf nachgeholt, und es wird insgesamt intensiver und länger geträumt.

Im Lauf des Lebens ändern sich diese Verhältnisse: Das Neugeborene schläft sehr viel und hat dabei, verglichen mit dem Erwachsenen, einen sehr hohen Anteil an Traumschlaf. Im Alter wird die benötigte Dauer des Schlafs geringer, und die Anteile des Tief- und des Traumschlafs gehen stetig zurück.

Unsere Körpertemperatur sinkt gegen Abend ab, erreicht gegen 3 Uhr nachts ihr Minimum und steigt gegen Morgen wieder an, ein Zeichen, wie sich unser Körper mit seinem Biorhythmus gegen Abend auf die Notwendigkeit der Regeneration einstellt und gegen Morgen auf die erhöhte Leistungs- und Reaktionsbereitschaft des Vormittags. Diese sogen. „innere Uhr", die diese Vorgänge steuert, wurde erstmals in den 60-er Jahren erforscht. Durch hormonale Steuerungen, die noch keineswegs hinreichend bekannt sind, steuert sie diese biologischen Vorgänge, und zwar, wie man herausgefunden hat, in einem 25-Stunden-Rhythmus. Erst durch äußere Sinneseindrücke wie Dämmerung und soziale Faktoren wird unser 24-Stunden-Rhythmus erreicht.

In einem bestimmten Bereich unseres Gehirns, in der Zirbeldrüse, wird gegen Abend, wenn die Dämmerung kommt, eine müdemachende Substanz, das Schlafhormon Melatonin, erzeugt. Trifft wieder helles Licht auf unsere Augenlider, wird ein kleines Schaltzentrum am Sehnerv, das sogen. SCN, aktiv und stoppt die Aktivität des Schlafhormons – der Mensch erwacht.

Der frühe Morgen ist ein für unsere Gesundheit sehr kritischer Zeitpunkt: Unsere Schmerzempfindlichkeit ist, verglichen mit den Gegebenheiten des Nachmittags, um etwa das dreifache erhöht, am frühen Morgen sterben die meisten Menschen und passieren die meisten Unfälle und Katastrophen. Der allgemeine Lern- oder Trainingseffekt ist am frühen Morgen am geringsten, d.h., daß zum Erzielen eines bestimmten Lern- oder Trainingsfortschritts sehr viel mehr Energie eingesetzt werden muß als am Vormittag oder Nachmittag. Wenn zusätzlich noch durch ungelüftete Schlafräume eine Sauerstoffunterversorgung während des Schlafs (sogen. Schlafapnoe) hinzukommt, können sich die belastenden Faktoren noch vergrößern, weil der Schläfer dann pro Nacht zu selten in die erholsamen Tiefschlafphasen kommt und daraufhin zu chronischer Müdigkeit und Abgespanntheit neigt.- Das Sprichwort von der „Morgenstund ..." ist somit durchaus kritisch zu sehen.

Besonders die Frage nach den Zusammenhängen zwischen Schlaf und Immunsystem beschäftigt derzeit die Schlafforschung. Dauernder Schlafentzug führt binnen weniger Tage zum totalen Zusammenbruch der Abwehrkraft: Versuchstiere starben an schweren Geschwüren und vielfältigen Infektionen.

Doch wie die einzelnen Zusammenhänge und Wechselwirkungen sind, können die Wissenschaftler derzeit noch nicht umfassend angeben. Die Aufmerksamkeit und Forschungsanstrengung ist jedoch auf ein bestimmtes Hormon gerichtet, das Wachstumshormon GHRH. Versuche haben ergeben, daß dieses Hormon in den Tiefschlafphasen vermehrt im Blut anzutreffen ist und daß es andererseits, wenn es in einen Organismus per Injektion eingebracht wird, die Tiefschlafphasen deutlich verlängert. Wiederum deutet vieles darauf hin, daß die tages-rhythmischen Steuerungsprozesse (sogen. „circadiane Rhythmik") hormonal bedingt sind und daß unsere Tageseinteilung mit Aktivität und Ausruhen möglichst synchron mit unserer „inneren Uhr" erfolgen sollte.

Wer längere Zeit, beispielsweise durch Schichtarbeit, seine Aktivitäts- und Ruhephasen entgegen dem natürlichen biologischen Rhythmus aufrechterhalten muß, ist in seiner Gesundheit sehr gefährdet. Bei Schichtarbeitern ist seit langem dieser schädigende Einfluß bekannt: Verdauungsstörungen, Magengeschwüre, Mattigkeit und Schlafstörungen sowie häufige Infekte können die Folge sein. Auch das erhöhte Fehler- und Unfallrisiko bei Nacht ist hier zu nennen: Die Unfallstatistik belegt, daß die meisten schweren Unfälle nachts zwischen 3 und 4 Uhr passieren. Bei den Berufskraftfahrern besonders gefürchtet ist der „Sekundenschlaf", ein ganz kurzes Einnicken am Steuer, bei dem es zu katastrophalen Unfällen kommen kann. Viele Pausen mit Körperbewegung, viel frische Luft und verminderte Geschwindigkeit können als Gegenmaßnahmen empfohlen werden.

Schlafstörungen können vorübergehender Natur sein und haben dann ihre Ursache meist in Sorgen und Problemen. „Denk' ich an Deutschland in der Nacht, so bin ich um den Schlaf gebracht" dichtet Heinrich Heine in «Deutschland, ein Wintermärchen». Demgegenüber deuten chronische Schlafstörungen auf ernsthafte gesundheitliche Störungen hin und sollten mit einem Arzt besprochen werden. Die häufigste Form allgemeiner Schlafstörung ist die Einschlafstörung, das lange, manchmal quälende Wachliegen. Dazu noch abschließend einige Hinweise.

Einschlafhilfen:

– Vor dem Schlafengehen einen kurzen Spaziergang machen.
– Das Schlafzimmer abends etwa 15 Minuten lüften, dann aber bei Lärm und Kälte das Fenster schließen.
– Die Raumtemperatur sollte zwischen 14 und 18 Grad liegen.
– Keine schweren Mahlzeiten, dafür Obst, Quark u. dgl. vor dem Schlafengehen zu sich nehmen.
– Die Matratze sollte weder zu hart noch zu weich sein, damit die Wirbelsäule nicht belastet wird. Eine Nackenrolle oder ein nicht zu dünnes Kopfkissen unterstützen in der Seitenlage den Kopf besser und entlasten die Halswirbelsäule.
– Sich möglichst jeden Abend zur gleichen Zeit niederlegen: das schafft feste Gewohnheiten und der Organismus stellt sich ein.
– Papier und Kugelschreiber griffbereit hinlegen, um wichtige Einfälle sofort festhalten zu können.
– Im Bett noch regelmäßig etwas Entspannendes lesen, Musik hören oder Autogenes Training machen, ca. 20 bis 30 Minuten.
– Das gleichzeitige beidseitige Massieren der Ohrläppchen, etwa 20 Sekunden lang und mehrmals wiederholt, fördert das Einschlafen (Akupressurpunkte).
– Keinesfalls das Einschlafen erzwingen wollen. Wenn es nicht klappt, Licht anmachen und lesen oder kurz aufstehen, evtl. einige Schluck warme Flüssigkeit trinken.
– Wassertreten im Storchenschritt in einem Behälter mit kaltem Wasser entspannt und fördert das Einschlafen (nach Kneipp).
– Eine besonders angenehme Meditationsmusik von einer Kassette anhören.
– Dragees oder warmer Tee von Melisse, Hopfen, Baldrian, Johanniskraut und Passionsblume, in Mischungen oder allein, fördern das Einschlafen.
– Abends nicht mehr viel trinken, sonst muß man raus.
– Alkohol als Einschlafhilfe ist abzulehnen: Er fördert zwar das Einschlafen, bewirkt aber häufiges Erwachen in der Nacht.

Menschen unterscheiden sich sehr hinsichtlich ihrer Schlafgewohnheiten. Es gibt berühmte Kurzschläfer (Napoleon) und berühmte Langschläfer (Einstein) und es gibt Hinweise, daß hier Vererbung eine Rolle spielt. Kurzschläfer scheinen eine andere „Schlafarchitektur" zu haben, wie die Wissenschaftler das nennen, d.h. sie scheinen ihre Tiefschlaf- und Traumphasen nur zeitlich dichter zusammenzulegen als der Durchschnittsschläfer.

Der Volksmund spricht ja den Stunden vor Mitternacht eine größere Erholungswirkung als denen nach Mitternacht zu, und auch die Wissenschaft hat sich mit dieser Frage beschäftigt. Ich habe als junger Mann einige Monate lang den „Naturschlaf" praktiziert, d.h. meine damalige Freundin, meine spätere Frau und ich, wir sind abends gegen 19.30 Uhr schlafen gegangen und gegen 1 oder 2 Uhr wieder aufgestanden, fast wie die Vögel. Daß uns das aber in unserem Freundeskreis in eine sonderbare Rolle brachte, zumal es ein schöner Sommer war, läßt sich denken.

Vorschläge zur Gestaltung dieser Trainingseinheit

Jede Gruppe wird in Absprache mit der Gruppenleitung diese Thematik gern selbst gestalten. Das wird auch eine willkommene Unterbrechung des sonst etwas schematisch ablaufenden Vorgehens sein. Hier sollen verschiedene Möglichkeiten zusammengestellt werden, die wir mit Teilnehmern ausprobiert haben:

Ernährung:

- Jeder bringt was mit, gemeinsames vegetarisches Buffet aufbauen mit Säften, Vollkorn- und Milchprodukten, Salaten, Obst, Gemüse usw., anschließend gemeinsam davon kosten
- Rezepte für einfache Salatsoßen austauschen und ausprobieren
- 1 Liter Yoghurt herstellen: Ein ganz frischer Becher einfacher Yoghurt, 125 ml (das Haltbarkeitsdatum soll etwa 20 Tage weiter liegen als der Kauftag), wird in 1 Liter auf 40 Grad erwärmte Frischmilch eingerührt, alles in eine Thermoskanne füllen und 24 Stunden warten – fertig
- Nach diesem Rezept hergestellten Yoghurt mitbringen und kosten lassen
- Sauerteig ansetzen: 100 g Roggenmehl oder -schrot mit 100 g Wasser verrühren, zugedeckt bei Zimmertemperatur stehen lassen, nach 24 Stunden wieder 100 g Wasser und 100 g Roggenmehl oder – schrot darunterrühren, zudecken, nach weiteren 24 Stunden 200 g Wasser und 200 g Roggenmehl oder -schrot daruntergeben, zudecken. Nach weiteren 24 Stunden ist ein natürlicher Sauerteig fertig, von dem man immer wieder einen Ansatz zurückbehalten kann (zum Aufbewahren des Ansatzes: Rühren Sie zu etwa 100 g dieses fertigen Sauerteigs etwa 100 g Roggenmehl, bis es Krümel geworden sind, geben Sie dies in ein verschließbares kleines Glas und heben Sie es bis zum nächsten Backen im Gefrierfach etwa max. 2-3 Monate auf)
- Nach diesem Rezept hergestellten fertigen Sauerteig mitbringen und mit der Gruppe ein echtes Sauerteigbrot backen, sofern eine Backgelegenheit im Haus zur Verfügung steht (das war bei uns in der Uni der Fall). Zu diesem Zweck ein in einer Form bereits aufgegangenes Brot ungebacken mitbringen. Roggenbrot muß nach dem Backen etwa zwei Tage in ein Tuch gewickelt ruhen, es sollte nicht frisch angeschnitten werden. Rezepte dazu siehe in Backbüchern. Um das unmittelbare Erfolgserlebnis beim Brotbacken zu haben, empfiehlt es sich, ein Weizenschrotbrot mit Hefe zu backen, das sofort angeschnitten und gekostet werden kann

Bewegung:

- zunächst den Ruhepuls messen (10 sec. zählen und mal sechs nehmen), aufschreiben
- Laufen auf der Stelle (je nach körperl. Verfassung höchstens eine halbe Minute, betonen, daß jeder sofort aufhören soll, dem es zu viel wird)
- Belastungspuls messen und aufschreiben
- Kreis- oder Volkstänze gemeinsam zu Musik
- freies Tanzen oder Bewegen zu Musik
- Atemübungen bei geöffneten Fenstern, stehend oder in Bewegung
- Gymnastische Übungen, Dehnübungen, Lockerungsübungen
- Es ist schon wiederholt vorgekommen, daß sich Gruppenmitglieder eines Liedes erinnerten, das auch wir früher geschmettert haben: „Zwiebeln sollst du essen, kalt dich waschen und viel spazieren gehn ..."
- Gesellschafts- bzw. Kreisspiele mit Bewegung
- Ball- oder Wurfspiele im Raum oder im Freien
- gemeinsames Spazierengehen

Schlaf:

- verschiedene Schlafgewohnheiten berichten lassen
- Traumgewohnheiten und wiederkehrende Träume
- Erfahrungen mit Einschlafhilfen berichten lassen
- seelische Einstimmung vor dem Einschlafen
- Tagebuch schreiben?
- verschiedene Schlafhaltungen
- Gewohnheiten beim Erwachen und Aufstehen
- Morgengymnastik?

- persönlicher Schlaftypus: Kurz- oder Langschläfer
- eigene Beurteilung des eigenen Schlafverhaltens?
- ist Schnarchen ein Thema?

Zur methodischen Umsetzung dieses gesamten Komplexes Ernährung – Bewegung – Schlaf bietet sich folgendes Vorgehen an: In der ersten Sitzung können die beiden Themen Ernährung und Bewegung zusammen erarbeitet werden und als mögliche Aufgabe bis zum nächsten Treffen einige Rezepte ausprobiert und die Ergebnisse mitgebracht werden. In der darauf folgenden Sitzung könnten dann die Themen Ernährung und Bewegung vertieft, dann aber schwerpunktmäßig auf das Thema Schlaf eingegangen werden.

Aufgabenplan / Notizen

Auf dieser Seite können Sie sich Ihre Notizen machen und Vorsätze niederschreiben, was Sie in den Tagen bis zur nächsten Gruppen- bzw. Einzelsitzung für Ihre Gesundheit tun wollen und welche der bisher kennengelernten Übungen Sie wiederholen wollen.

1. Welche der bisherigen Übungen (AT, Vorstellungsübungen usw.) möchte ich in den nächsten Tagen besonders wiederholen?

2. An welchen Tagen und zu welcher Zeit werde ich dies tun?

3. Welche äußeren Störeinflüsse muß ich dabei besonders beachten bzw. ausschalten?

4. Wie kann ich das Wertvolle dieser Übungen in meinen Alltag einbeziehen?

Selbstkontrolle (kurz vor der nächsten Gruppensitzung auszufüllen):

5. Was von dem, was ich mir vorgenommen habe, konnte ich verwirklichen? und was nicht?

6. Was fiel mir besonders schwer, was besonders leicht?

7. Was hat mir große Freude gemacht?

8. Hatte ich mir zu viel vorgenommen?

9. Welche Zweifel sind mir gekommen? Und was will ich in der nächsten Sitzung fragen oder einbringen?

Platz für Notizen:

8. Abwehrkraft

Schwerpunkte, Fragestellungen und Ziele dieser Trainingseinheit:

– Autogenes Training (AT): Sonnengeflecht-Übung einführen und üben
– Die verschiedenen Bedeutungen „Abwehr", „Abwehrkraft"
– Wie funktioniert unser körpereigenes Immunsystem?
– Wie kann ich selber Einfluß auf meine Abwehrkräfte nehmen?
– Wie kann ich meine Abwehrkräfte stärken, stabilisieren?
– Wechselwirkungen zwischen Psyche und Immunsystem
– Wechselwirkungen zwischen eigener Gesundheit und Abwehrkraft
– Eigene kranke Körperbereiche kann ich positiv beeinflussen
– Üben der Einflußnahme auf eigene kranke Körperbereiche
– Abwehrkraft im sozialen Sinn: Sich abgrenzen, „nein"- sagen
– Wie kann ich meine soziale Abwehrkraft stärken?

Der methodische Ablauf:

1. Kurzer Austausch in der Gruppe über die vergangene Woche
2. Überblick über die heutigen Inhalte und methodischen Schritte
3. Autogenes Training (AT): Sonnengeflecht-Übung einführen und üben
4. Austausch über die soeben gemachte AT-Übung
5. Körperbewegung: Herumgehen, Atmen, Lockern, Dehnen
6. Nonverbale Paar-Übung zur Einführung in das Thema
7. Einführung in das Thema „Abwehrkraft"
8. Schriftlich: Fragebogen A und/oder B
9. Vorstellungsübung zum Thema „Abwehrkraft"
10. Malen zum Thema „Abwehrkraft"
11. Gespräche in Kleingruppen (zu je drei Personen)
12. Erfahrungsaustausch in der Gesamtgruppe
13. Zum Abschluß ggf. Bewegung, Vorlesen eines Textes oder dgl.
14. Hausaufgabe: Aufgabenplan

(Dieser Ablauf ist nicht in einer Sitzung von zwei Stunden unterzubringen, daher sollte die Gruppenleitung Schwerpunkte setzen und das Thema ggf. auf zwei Sitzungen verteilen. Auch muß mindestens eine Pause an geeigneter Stelle eingelegt werden).

Benötigte Materialien:

– Fragebogen A und B sowie Aufgabenplan (vervielfältigt)
– Text der Vorstellungsübung
– ggf. Text zum Vorlesen am Ende der Sitzung
– Kugelschreiber, Malsachen, ggf. Schreibunterlagen
– einige große Bögen Papier, Filzstifte
– ggf. Musikkassette zur Bewegung oder dgl.

Themen des Trainings, die mit diesem Thema in Verbindung stehen:

Ort der Ruhe, Lebensenergie, Selbstvertrauen, Lebensfreude, Grundbedürfnisse, Ernährung-Bewegung-Schlaf, Berater, Beziehungen, Kränkung, Konflikte, Lebensweg

Einführung

In der Einführung zur ersten Kursstunde haben wir unsere Gesundheit mit einem Kapital verglichen, das wir vermehren oder verspielen können. Dieser Vergleich gilt sowohl für die seelische als auch für die körperliche Seite unserer Gesundheit – die beiden Bereiche lassen sich nicht voneinander trennen.

Bei körperlicher und seelischer Gesundheit überwiegen unsere stärkenden, gesundmachenden und gesunderhaltenden Kräfte gegenüber den schwächenden und krankmachenden. Trotz vieler Krankheitskeime, Viren und Bakterien, die täglich in unseren Organismus gelangen, erkranken wir im allgemeinen nur selten.

Denken Sie an eine kleine Schnittwunde, die Sie sich mit dem Messer versehentlich zufügen: Trotz der vielen Krankheitskeime, die in die Wunde gelangen, heilt der Schnitt innerhalb weniger Tage.

Der Grund für dieses kleine Wunder liegt in der Fähigkeit unseres Körpers, mit Hilfe des körpereigenen Abwehrsystems die körperfremden Schadstoffe und Erreger zuverlässig zu erkennen, abzutöten und auszuscheiden.

Es sind vor allem die weißen Blutkörperchen, die für diese Abwehraufgabe spezialisiert sind und unentwegt den Körper bis in die entlegensten Bereiche nach eingedrungenen Krankheitserregern und schwachen und kranken Zellen durchsuchen. Die weißen Blutzellen können auch die Blutbahnen verlassen und in das angrenzende Gewebe eindringen, um auch dort ihre Abwehrarbeit zu verrichten. Sie greifen die Krankheitserreger an, töten sie ab und fressen sie dann regelrecht auf.

In der Nähe von Wunden und von Krankheitsherden sammeln sich die weißen Blutkörperchen in großer Zahl und grenzen die Krankheitsherde gegen das gesunde Gewebe ab.

Die Aktivität des Abwehrsystems ist aber nicht nur gegen die von außen eingedrungenen Erreger gerichtet, die wir durch Nahrung, Atmung oder Hautverletzungen in uns aufnehmen, sondern ebenso gegen krankmachende, schwächende und schädigende Prozesse, die in unserem Körper entstehen: So werden entartete Zellen, die sich zu Tumoren entwickeln könnten, ebenfalls vom Immunsystem erkannt und vernichtet und bereits entstandene Tumore können von einem gut funktionierenden Abwehrsystem wieder abgebaut werden.

Machen wir uns klar, daß in jedem sogenannten „gesunden" Körper immer wieder auch Krebszellen entstehen. Es ist nur dem intakten Abwehrsystem zu verdanken, wenn der Organismus im allgemeinen damit problemlos fertig wird und wir von diesem Geschehen in uns gar nichts bemerken. Frauen scheinen in dieser Hinsicht sogar noch besser dran zu sein als Männer: von dem Weiblichkeitshormon Östrogen ist inzwischen bekannt, daß es das Immunsystem anregt und stärkt und die Bildung von Antikörpern im Blut fördert, während das Männlichkeitshormon Testosteron demgegenüber die Immunreaktion des Körpers bremst. Diese Zusammenhänge sind jedoch nur mit großer Vorsicht zu interpretieren, da das komplexe hormonale Wechselspiel im Menschen noch lange nicht umfassend bekannt ist. Tatsache ist jedoch, daß der männliche Organismus dem weiblichen hinsichtlich der Infektanfälligkeit deutlich unterlegen ist.

Unser Immunsystem arbeitet selbständig und autonom. Es besteht jedoch eine Wechselwirkung zwischen körperlichem und seelischem Wohlbefinden einerseits und der Zuverlässigkeit bzw. „Schlagkraft" des Abwehrsystems andererseits: Befinden wir uns in einer körperlich-seelisch stabilen und guten Verfassung, arbeitet das Abwehrsystem normal und zuverlässig. Die Anzahl der weißen Blutzellen ist dann auf einem gesunden Niveau, d.h. das Immunsystem ist in seiner optimalen Verfassung. Es wird dann selbst mit großen Herausforderungen, etwa einer schweren Grippe oder Lebensmittelvergiftung, leicht fertig, sofern ihm nur die notwendige Zeit zur Vermehrung der Abwehrzellen, insbesondere der sogen. Lymphozyten, gelassen wird.

Befinden wir uns jedoch in einer körperlich-seelisch schlechten Verfassung, sind wir durch Sorgen oder durch langanhaltenden Kummer und Ärger belastet, so ist die Anzahl der weißen Blutzellen deutlich geringer als sonst. In Zeiten schwerer seelischer Krisen kann diese zahlenmäßige Verminderung der weißen Blutkörperchen bis zu einem Zehntel des sonst üblichen Wertes betragen. Es leuchtet ein, daß dann das Immunsystem nicht mehr voll funktionsfähig und zuverlässig arbeiten kann.

Über diesen Zusammenhang, daß seelische Faktoren einen so deutlichen Einfluß auf die „Schlagkraft" unseres Immunsystems haben, ist uns eine Möglichkeit in die Hand gegeben, unser Immunsystem zu stärken: Wir müssen alles versuchen, um uns in eine ausgeglichene, stabile körperlich-seelische Verfassung zu bringen.

Durch unser Bemühen um eine ausgeglichene Lebensgestaltung tragen wir zu den Bedingungen eines stabilen und zuverlässigen Abwehrsystems bei. Es fällt Ihnen jetzt vielleicht schwer, für sich selbst konkret zu sagen, was das praktisch für Ihren eigenen Lebensstil und Lebensalltag bedeutet. Das vorliegende Training will Ihnen gerade zu diesem Punkt Hilfen und Anregungen geben.

Eine der verschiedenen Möglichkeiten der Stärkung des Immunsystems, die wir in diesem Training kennenlernen, bieten die Vorstellungsübungen zu den einzelnen Themen. Ähnlich wie sich beim Autogenen Training körperliche Funktionen wie beispielsweise die Durchblutung bestimmter Körperbereiche beeinflussen lassen, können wir uns im entspannten Zustand auf kranke Körperbereiche innerlich einstellen und deren Heilung visualisieren. Wir machen uns etwa bei Magenbeschwerden ein Bild, eine Vorstellung der Erkrankung und versuchen uns dann im Zustand der Entspannung solange Bilder und Vorstellungen des Ausheilens, der Reinigung und der Befreiung von Krankheit zu machen, bis in unserer Phantasie diese Krankheit überwunden und die Beschwerden ganz verschwunden sind. Dieser mentale Prozess wird pro Entspannungssitzung mehrmals wiederholt und sollte auch, wenn es sich um eine schwere Erkrankung handelt, über viele Wochen täglich angewendet werden.

Durch diese mentalen Prozesse, die ja einhergehen mit einem starken Wunsch nach Heilung bzw. Linderung und somit emotional sehr positiv eingebettet sind, wird die Zahl der im Blut kreisenden weißen Blutzellen erhöht. Es scheint so zu sein, daß derartige mentale Vorgänge sowohl die Neubildung der weißen Blutkörperchen im Knochenmark anregen als auch das Austreten bereits im Körper vorhandener weißer Blutzellen aus ihren Depots, den Lymphknoten und der Milz, ins Blut bewirken.

Wenn wir uns in einer Vorstellungsübung mental, d.h. in unserer Phantasie, einen körperlichen Vorgang veranschaulichen, so kommt es nicht darauf an, daß wir uns dabei ein medizinisch genau zutreffendes Bild von diesen körperlichen Zusammenhängen machen. Viel entscheidender ist, daß wir uns diese Vorgänge der Heilung und Reinigung wie von Kinderphantasien ausgemalt so plastisch, farbig und intensiv wie möglich vorstellen und gefühlsmäßig einen starken Wunsch nach Heilung und Befreiung spüren. Dies bewirkt körperlich viel mehr, als wenn wir naturwissenschaftlich und verstandesmäßig vorgehen würden.

Vielleicht sind die weißen Blutzellen bei Ihnen weiße Krieger mit Lanzen und Schwertern, vielleicht stellen Sie sich vor, wie Ihre kranken Körperbereiche mit einer duftenden weißen Flüssigkeit, einem Öl oder dgl. von liebevollen Händen eingerieben oder nur ganz einfach zart und teilnehmend „behandelt" werden. Wählen Sie Ihre eigenen Phantasien, und erlauben Sie Ihren schöpferischen Kräften, sich im Dienst Ihrer Gesundheit zu betätigen.

Es folgen einige Hinweise, die der amerikanische Krebs-Therapeut SIMONTON seinen Patienten gibt, wenn es darum geht, wie solche mentalen Vorstellungen von Heilung, Reinigung und Befreiung möglichst zu gestalten sind:

1. Krebszellen sind schwach und ungeordnet. Wichtig ist, sich die Krebszellen als etwas Weiches vorzustellen, das sich zerteilen oder zerstoßen läßt, z.B. als Frikadelle oder Fischrogen.

2. Die Therapie ist stark und überlegen. Ihre Bilder sollten der Gewißheit Ausdruck geben, daß die Behandlung den Krebs zerstören wird. Sie können diese Vorstellung noch verstärken, indem Sie die Behandlung und die Krebszellen in eine lebhafte Interaktion treten lassen, so daß die machtvolle Auswirkung der Behandlung auf die Tumore sichtbar und verständlich wird. Wird der Krebs z.B. als kugelförmige, graue Zellmasse imaginiert, könnte die Behandlung als gelbliche oder grünliche Flüssigkeit gesehen werden, die über den Krebs hinwegströmt, ihn niederreißt und zusammensinken läßt, so daß die weißen Blutkörperchen ihn mühelos vernichten können.

3. Gesunde Zellen können die geringfügigen Schäden, die ihnen durch die medikamentöse Behandlung zugefügt werden, leicht beheben. Da die Behandlung gewöhnlich alle Zellen angreift, sollten Sie sich die

gesunden Zellen als so stark vorstellen, daß Ihnen die Behandlung nur geringfügige Schäden zufügt, die Sie leicht beheben können. Krebszellen werden durch die Behandlung vernichtet, da sie schwach und ungeordnet sind.

4. Die weißen Blutkörperchen bilden ein riesiges Heer, das die Krebszellen überwältigt. Die weißen Blutkörperchen sind alle Repräsentanten des natürlichen körperlichen Heilungsprozesses. Daher sollte das Bild, das Sie sich von ihnen machen, ihre enorme Zahl und ihre gewaltige Stärke wiedergeben. Der Sieg der weißen Blutkörperchen über den Krebs sollte als unzweifelhaft erscheinen.

5. Weiße Blutkörperchen sind angriffslustig und kampffreudig: Sie sind in der Lage, die Krebszellen rasch aufzuspüren und unschädlich zu machen. Wieder repräsentieren die weißen Blutkörperchen das körpereigene Abwehrsystem – Ihren Verbündeten – beim Bemühen, wieder gesund zu werden. Lassen Sie sie deshalb als intelligent, tüchtig, kampflustig und stark erscheinen. Stellen Sie sich bildlich vor, wie Ihre weißen Blutkörperchen den Krebs überwältigen und lassen Sie keinen Zweifel daran aufkommen, daß sie die Stärkeren sind.

6. Abgestorbene Krebszellen werden auf normalem und natürlichem Wege aus dem Körper befördert. Daß abgestorbene Zellen aus dem Körper ausgeschieden werden, ist ein völlig natürlicher Vorgang, der keiner besonderen Anstrengung oder Zauberei bedarf. Indem Sie sich diesen Vorgang vorstellen, bringen Sie zum Ausdruck, daß Sie auf Ihre natürlichen Körperfunktionen vertrauen.

7. Nach Beendigung der Visualisierung werden Sie gesund und von Krebs befreit sein. Mit diesem Vorstellungsbild drücken Sie den Wunsch aus, wieder gesund zu werden.

Es ist wichtig, daß Sie Ihren Körper deutlich als gesund, vital und voller Energie visualisieren.

8. Sie sehen sich selbst als einen Menschen, der seine Ziele erreicht und den Zweck seines Lebens erfüllt. Mit diesem Bild geben Sie zu erkennen, daß Sie wichtige Gründe haben, weiterzuleben. Sie zeigen damit, daß Sie am Leben hängen und Ihrer Genesung zuversichtlich entgegensehen. (SIMONTON 1982)

Wir haben bisher den Begriff „Abwehrsystem" überwiegend körperlich-medizinisch behandelt. Der zwischenmenschlich-soziale Gesichtspunkt ist bei diesem Thema jedoch ebenfalls wichtig und für unsere Gesundheit von großer Bedeutung.

Häufig werden Menschen krank, weil sie das Vertrauen in ihre eigenen Kräfte verloren haben und an dem Gefühl ihrer Unterlegenheit leiden. Verlust an Selbstvertrauen führt zum Verlust an Freude und Vitalität. Resignation und Depressivität sind die Folge und die Kräfte, sich zu behaupten und aufzurichten, scheinen erschöpft.

Die Fähigkeit, sich zu wehren, sich gegen unzumutbare Forderungen anderer Menschen abzugrenzen, „nein" zu sagen, wo es notwendig ist, sich sogar nötigenfalls zu behaupten und durchzusetzen – all dies hat mit unserer Abwehrkraft in diesem erweiterten Wortsinn zu tun. Das Gefühl, auch im sozialen Bereich, in der Familie, im Freundeskreis und unter den Arbeitskollegen/-kolleginnen die Beziehungen auch nach den eigenen Ansichten und Bedürfnissen gestalten und, wenn nötig, korrigieren zu können, erhöht ganz erheblich das eigene Selbstvertrauen und Wohlbefinden.

Es soll also in dieser Übungseinheit auch um Fragen gehen, wie diese zwischenmenschlichen Abwehrkräfte gestärkt werden können.

Abwehrkraft

Fragebogen A

1. Welche meiner Einstellungen, Verhaltensweisen und Gewohnheiten **schwächen** mein Immunsystem?

2. Welche meiner Einstellungen, Verhaltensweisen und Gewohnheiten **stärken** mein Immunsystem?

3. Welche meiner Verhaltensweisen, die mein Immunsystem stärkt (vergl. Frage 2), macht mir besonders viel Spaß und Freude?

4. Welche Tätigkeiten oder sonstige Beschäftigungen, die mir ebenfalls Spaß und Freude bereiten, könnte ich in Zukunft noch öfter als bisher in meinem Alltag verwirklichen?

Abwehrkraft

Fragebogen B

1. Wie stark oder schwach sind meine „Abwehrkräfte" im zwischenmenschlichen Bereich? Wie leicht oder schwer fällt es mir, anderen Menschen gegenüber „Nein!" zu sagen?

2. Welchen Menschen gegenüber fällt es mir besonders schwer, mich zu wehren? Anders gefragt: Welche Menschen gewinnen besonders leicht Macht über mich?

3. Welche **Eigenschaften** oder **Merkmale** dieser Menschen sind es besonders, die mich so einschüchtern, durch die ich mich so leicht lähmen lasse?

Vorstellungsübung: Abwehrkraft

In der folgenden Vorstellungsübung werden verschiedene Gesichtspunkte des heutigen Themas angesprochen. Wählen Sie das für sich aus, was Sie besonders anspricht und lassen Sie das andere beiseite. –

Setze dich oder lege dich locker und bequem hin. Versuche, noch entspannter und noch bequemer zu sitzen oder zu liegen. Spüre, wie dein Gewicht auf deine Unterlage drückt. Nimm die Stellen wahr, mit denen du Kontakt zu deiner Unterlage hast.

Dein ganzer Körper entspannt sich. Dein Gesicht ist ganz locker, dein ganzer Körper ist angenehm schwer und angenehm warm. Deine Atmung geht ruhig und gleichmäßig, deine Stirn und die Partie um deine Augen ist ganz locker und gelöst und dein Schultergürtel ist ganz entspannt und locker.

Deine Atmung fließt ruhig und gleichmäßig. Spüre das gleichmäßige Fließen deiner Atemzüge. Nimm wahr, wie die Atemluft durch deine Nase einströmt und wie sich Brust und Bauch dabei heben – und spüre beim Ausatmen, wie die Luft durch die Nasenlöcher wieder ausströmt und wie sich Brust und Bauch dabei wieder senken.

Laß dir Zeit beim Erleben deiner Atmung und nimm dann wahr, wie du dich beim Ausatmen immer tiefer entspannst, beim Ausatmen entspannst du dich immer tiefer und tiefer.

Du fühlst dich wohl und gelöst. Du mußt jetzt überhaupt nichts leisten. Alles um dich herum ist jetzt völlig gleichgültig. Laß dir Zeit. –

Und jetzt wandere mit deiner Aufmerksamkeit von unten beginnend durch deinen Körper, durch deine Beine, durch deinen Bauchraum, durch dein Geschlecht und durch deine inneren Organe – Magen, Leber und Darm, durch den Bereich deiner Wirbelsäule vom Steißbein bis zum Kopf, durch deinen Brustraum, Herz, Lunge, durch deinen Kopf und durch deine Arme.

Und dann wende deine Aufmerksamkeit dem Bereich deines Körpers zu, in dem du Schmerzen oder Beschwerden hast. Stell' dir deine Beschwerden oder deine Krankheit in irgendeiner Weise vor, die dir sinnvoll erscheint.

Stelle dir vor, wie deine natürlichen Heilungskräfte daran arbeiten, die Beschwerden oder die Krankheit zu beseitigen und zu heilen.

Stelle dir vor, wie deine weißen Blutkörperchen in das Gebiet der Beschwerden und der Krankheit wandern und wie sie dort die Krankheitserreger oder die entarteten Zellen aufspüren und beseitigen.

Deine körpereigenen Abwehrzellen können genau und zuverlässig zwischen gesunden und kranken Körperzellen unterscheiden.

Stelle dir in irgendeiner Weise vor, wie die weißen Blutkörperchen diese kranken oder entarteten Körperzellen und die eingedrungenen Viren und Bakterien angreifen und vernichten, ohne dein gesundes Gewebe zu schädigen.

Laß dir Zeit bei diesen Vorstellungen. –

Stelle dir weiter vor, wie sich alle Vorgänge in deinem Körper harmonisieren und wie deine Selbstheilungskräfte stark und zuverlässig sind.

Verkrampfungen lösen sich, erweiterte oder verkrampfte Blutgefäße regulieren sich, Gelenke sind beweglich, Drüsen arbeiten harmonisch, kranke und geschwächte Körperzellen heilen aus. Alles Störende und Körperfremde wird ausgeschieden. Laß dir Zeit bei diesen Vorstellungen. –

Wenn du dich in ärztlicher Behandlung befindest, so stell dir vor, wie die Medikamente in deinem Blut kreisen und an ihren Wirkungsort gelangen und wie sonstige medizinische Behandlungen wirken.

Stelle dir in irgendeiner Weise vor, wie die Behandlung die Wurzeln der Erkrankung oder der Beschwerden beseitigt.

Sieh dich selbst, wie du gesund bist, wie du frei von Beschwerden und Schmerzen bist, wie du froh und ausgeglichen bist und zufrieden den Zielen deines Lebens entgegengehst.

Laß dir Zeit bei diesen Vorstellungen. –

Stell' dir auch vor, wie du dich gesund ernährst, wie du ausreichend schläfst und wie du für genügende Körperbewegung sorgst.

Und nun klopfe dir in deiner Vorstellung anerkennend auf die Schulter für deine Mitarbeit an deiner Heilung. Nimm dir vor, diese Vorstellungsübungen regelmäßig durchzuführen. Du wirst dadurch einen wesentlichen Beitrag zu deiner Gesundheit leisten.

Laß dir nun Zeit, das noch einmal nachzuerleben, was du in dieser Vorstellungsübung erlebt und erfahren hast. –

Stelle dich nun allmählich darauf ein, diese Übung bald zu beenden.

Beende nun diese Übung in der folgenden Reihenfolge: Die Augen bleiben zunächst geschlossen. Wende dich wieder deiner Atmung zu und stell dir vor, wie du jedesmal beim Einatmen Kraft und Gesundheit in dich aufnimmst, was immer du darunter verstehst. Fülle deine Lungen mit dem Gefühl von Kraft und Gesundheit.

Stell' dir vor, wie du beim Ausatmen dieses Gefühl von Kraft und Gesundheit in deinen ganzen Körper strömen läßt mit dem Satz: „Ich bin gesund, körperlich und seelisch". Laß dieses Gefühl durch deinen ganzen Körper fließen und mach mehrere solcher tiefen Atemzüge.

Nun bei geschlossenen Augen die Hände mehrere Male kräftig zu Fäusten ballen und wieder öffnen und dabei tief ein- und ausatmen. Bei geschlossenen Augen dann die Arme und Beine kräftig bewegen, daß die Muskulatur angestrengt wird, tief atmen, recken und dehnen – und ganz zuletzt die Augen weit öffnen. – –

Wenn Sie diese Vorstellungsübung im Liegen gemacht haben, so drehen Sie sich bitte jetzt langsam auf die Seite und setzen Sie sich auf. Bleiben Sie mit geöffneten Augen nun noch eine Weile ruhig sitzen. –

Aufgabenplan / Notizen

Auf dieser Seite können Sie sich Ihre Notizen machen und Vorsätze niederschreiben, was Sie in den Tagen bis zur nächsten Gruppen- bzw. Einzelsitzung für Ihre Gesundheit tun wollen und welche der bisher kennengelernten Übungen Sie wiederholen wollen.

1. Welche der bisherigen Übungen (AT, Vorstellungsübungen usw.) möchte ich in den nächsten Tagen besonders wiederholen?

2. An welchen Tagen und zu welcher Zeit werde ich dies tun?

3. Welche äußeren Störeinflüsse muß ich dabei besonders beachten bzw. ausschalten?

4. Wie kann ich das Wertvolle dieser Übungen in meinen Alltag einbeziehen?

Selbstkontrolle (kurz vor der nächsten Gruppensitzung auszufüllen):

5. Was von dem, was ich mir vorgenommen habe, konnte ich verwirklichen? und was nicht?

6. Was fiel mir besonders schwer, was besonders leicht?

7. Was hat mir große Freude gemacht?

8. Hatte ich mir zu viel vorgenommen?

9. Welche Zweifel sind mir gekommen? Und was will ich in der nächsten Sitzung fragen oder einbringen?

Platz für Notizen:

9. Innerer Berater / Innere Beraterin

Schwerpunkte, Fragestellungen und Ziele dieser Trainingseinheit:

– Autogenes Training (AT): Stirn-Übung einführen und üben

– Was verstehe ich unter „mein innerer Berater/meine innere Beraterin"?

– Welche bisherigen Erfahrungen mit ihm/ihr sind mir bewußt?

– Gibt es bestimmte Orte, die den Kontakt begünstigen?

– Wie möchte ich diese Kraft in mir nennen?

– Ist sie für mich eher eine männliche oder weibliche Kraft?

– Welche verschiedenen Möglichkeiten des Kontaktes mit ihm/ihr kann ich mir vorstellen? (hören, sehen, fühlen, ahnen etc.)

– Was half mir bisher, Entscheidungen zu treffen?

– Wie kann ich diese innere Kraft in den Dienst meiner Gesundheit stellen?

– Stärkung der eigenen Unabhängigkeit von den Wünschen und Erwartungen anderer Menschen

– Wir sind soziale Wesen – Gefahren eines zu starken Egozentrismus' und Individualismus'

Der methodische Ablauf:

1. Kurzer Austausch in der Gruppe über die vergangene Woche
2. Überblick über die heutigen Inhalte und methodischen Schritte
3. Autogenes Training (AT): Stirn-Übung einführen und üben
4. Austausch über die soeben gemachte AT-Übung
5. Körperbewegung: Herumgehen, Atmen, Lockern, Dehnen
6. Einführung in das Thema „Innerer Berater/Innere Beraterin"
7. Schriftlich: Fragebogen
8. Gespräche in Kleingruppen (zu je drei Personen)
9. Vorstellungsübung zum Thema „Innerer Berater/Innere Beraterin"
10. Malen zum Thema „Innerer Berater/Innere Beraterin"
11. Erfahrungsaustausch in der Gesamtgruppe
12. Zum Abschluß ggf. Bewegung, Vorlesen eines Textes oder dgl.
13. Hausaufgabe: Aufgabenplan

(Dieser Ablauf ist nicht in einer Sitzung von zwei Stunden unterzubringen, daher sollte die Gruppenleitung Schwerpunkte setzen und das Thema ggf. auf zwei Sitzungen verteilen. Auch muß mindestens eine Pause an geeigneter Stelle eingelegt werden).

Benötigte Materialien:

– Fragebogen sowie Aufgabenplan (vervielfältigt)

– Text der Vorstellungsübung

– ggf. Text zum Vorlesen am Ende der Sitzung

– Kugelschreiber, Malsachen, ggf. Schreibunterlagen

– ggf. Musikkassette zur Bewegung oder dgl.

Themen des Trainings, die mit diesem Thema in Verbindung stehen:

Ort der Ruhe, Lebensenergie, Vorsätze, Selbstvertrauen, Lebensfreude, Grundbedürfnisse, Ernährung-Bewegung-Schlaf, Beziehungen, Konflikte, Lebensweg, Lebensplanung

Einführung

Klaus R. ist Einkaufsleiter in einem großen Warenhaus. Er hat einen anstrengenden Arbeitstag mit vielen Terminen, Verhandlungen mit Vertretern, Reklamationen unzufriedener Kunden, Besprechungen mit der Geschäftsleitung. Er muß Fortbildungsveranstaltungen für seine Abteilung organisieren und durchführen, sich selbst in Bereichen wie Marketing und Verkauf, Personalführung und Konfliktmanagement weiterbilden und über die neuen Produkte seiner Firma und die der Konkurrenz unterrichten. Er ist 48 Jahre alt und bei seinen Vorgesetzten außerordentlich beliebt. Er nimmt sich schon seit Jahren auch abends und an den Wochenenden unerledigte Arbeit mit nachhause. Seine Frau Karin ist Verkäuferin in einem kleinen Modegeschäft, ihr 17jähriger Sohn geht zur Schule.

Klaus R. bemerkt, daß er schon seit Monaten unruhig schläft und von Angstträumen verfolgt wird. Schon das Einschlafen ist schwierig und geht seit einiger Zeit nur noch mit Tabletten. Angstgefühle begleiten ihn, er könnte das alles nicht mehr schaffen, er könnte den Erwartungen der Geschäftsleitung nicht mehr genügen. Sein ganzes Denken kreist um seine Arbeit und seine berufliche Zukunft. Ein Arzt stellt erhöhten Blutdruck und Herzrhythmusstörungen fest.

Klaus R. nimmt nur noch wenig Anteil an seiner Familie und ihrem gemeinsamen Freundeskreis. Es kommt zu Konflikten mit seiner Frau: Karin ist unzufrieden, daß er auch abends und an Wochenenden immer nur arbeitet, sich zuhause vergräbt und so mürrisch und reizbar geworden ist. In ein Kino sind sie schon seit zwei Jahren nicht mehr gegangen.

Eines Tages erhält er von seiner Firma das Angebot, als Assistent des obersten Verkaufsleiters in die Konzern-Hauptverwaltung in eine süddeutsche Großstadt zu wechseln. So sehr ihm dieses Angebot auch schmeichelt, so hat er doch ein sonderbares Gefühl dabei, als würde ihn etwas in seinem Innern vor diesem Schritt warnen.

Auf einem langen Spaziergang, den Klaus R. allein unternimmt, wird ihm klar, daß er dieses Angebot ablehnen wird. Er gesteht sich ein, daß seine Gesundheit angegriffen ist, daß sich sein Lebenssinn einzig auf die Arbeit eingeengt hat, daß sich Versagensängste eingestellt haben, die er früher nie kannte, und daß die Beziehungen zu seiner Frau und seinen Freunden sehr gelitten haben.

Manchmal bleibt er auf seinem Weg stehen, und als würde er eine innere Stimme zu sich sprechen hören, wird ihm bewußt, daß er sich bereits jetzt schon beruflich überfordert und daß es sehr verkehrt und für seine Gesundheit und auch für seine Ehe sehr gefährlich wäre, wenn er dieses Angebot annehmen würde. Dabei erinnert er sich, daß er früher als Junge oft Selbstgespräche geführt hat, daß er die Angewohnheit hatte, vor Entscheidungen halblaut mit sich selbst zu sprechen und seine Argumente in Rede und Gegenrede vor sich hinzusprechen. Und da weit und breit kein Mensch zu sehen ist, spricht er wie in alten Zeiten zu sich selbst, und er wundert sich, wie „vernünftig" er plötzlich redet und muß lachen, weil aus seinem Inneren unvermutet Aufforderungen und Lösungsmöglichkeiten kommen, über die er vor kurzem nur gelacht hätte. –

Ein anderes Beispiel: Ilona F., 29 Jahre alt, ist Schauspielerin, die in vielen Filmen und TV-Shows zu sehen ist und von den Medien als eine sehr erfolgreiche junge Künstlerin eingeschätzt wird. Sie bekommt die Einladung zu einer abendlichen Lesung im Kulturzentrum eines kleinen Provinzstädtchens und fährt eines Tages zur Vorbesprechung dorthin. Sie verbindet das mit einem Kurzurlaub, da sie in diese schöne Ecke Deutschlands immer schon einmal reisen wollte. Im Hotel passiert ihr ein kleiner Unfall, indem sie auf der Treppe ausrutscht und einige Stufen hinunterstürzt. Sie trägt ein paar Prellungen davon und muß sich für einige Tage schonen – ein Arzt des Ortes wird gerufen.

Mit diesem Arzt, der sie überhaupt nicht aus Filmen oder dem Fernsehen kennt, entwickelt sich im Lauf der folgenden Tage eine schöne und intensive Verbindung, es folgen nach ihrer Genesung gemeinsame Spaziergänge und Ausflüge. Sie sind ausgelassen und unbeschwert und verbringen immer mehr Zeit miteinander. Die unbeschwerten Tage gehen zu Ende und als sie abreist, sagt er ihr am Bahnhof, daß er sich auf das Wiedersehen mit ihr sehr freut. Er winkt ihr lange nach und sie erkennt mit einem mal, daß sie diesen Mann liebt. Sie haben ein Wiedersehen verabredet, wenn sie in einigen Wochen wiederkommt.

Im Zug sitzt sie in Gedanken und fragt sich, was daraus werden soll. Sie denkt an das Leben, das sie führt, voller Partys und Proben und dem Ausschauhalten nach wichtigen Verbindungen und neuen Engagements. Heiraten? – häuslich sein? – vielleicht Kinder? Sie spürt jedesmal, wenn sie an diesen Mann denkt, wie es ruhig in ihr wird, sie kann das körperlich spüren, als würde sich ihr Herzschlag beruhigen, als würde ihre Atmung leichter gehen. Es ist ihr, als habe plötzlich ihr Körper eine Mitsprache voller besänftigender Signale, sobald sie nur an ihn denkt. –

Diese beiden Begebenheiten, die in zwei meiner Gruppen berichtet wurden, weisen uns auf verschiedene Möglichkeiten hin, mit uns selbst, mit einem inneren Teil unseres Wesens, in Kontakt zu treten. Diesen wohlmeinenden, beratenden, ja liebevoll-schützenden Teil von uns wollen wir in dieser Trainingseinheit einmal versuchsweise „inneren Berater / innere Beraterin" nennen. Bei bestimmten Konflikten und Problemen können wir Zwiesprache halten mit uns selbst, mit einer wohlmeinenden, schützenden und um unser Wohl und unsere Gesundheit bemühten und besorgten Instanz oder Kraft in uns.

Manche Menschen berichten, daß sie ganz deutlich in sich eine Stimme hören, die zu ihnen spricht und mit der sie sich unterhalten können. Andere wieder empfinden diese wohlmeinende Instanz mehr als eine Kraft oder ein Gefühl, ein Wissen in sich, das stark und untrüglich ist und oft im Bereich des oberen Bauches lokalisiert wird. Wieder andere sehen förmlich spruchbandartig einen Satz vor sich in Buchstaben geschrieben, der die Lösung aufzeigt und den sie im Geiste nur abzulesen brauchen. Je nach persönlicher Eigenart sind das verschiedene Wege, sich dieser eigenen inneren Berater-Instanz zu nähern.

Freilich haben wir mehrere verschiedene „Stimmen" oder „Seelen" in unserer Brust, und von großem Einfluß ist hier unsere Erziehung. Ein streng religiös erzogener oder ein streng nach Leistungsnormen erzogener Mensch wird andere Stimmen in sich hören, antreibende vielleicht oder strenge und ermahnende und ein entsprechend anderes „Gefühl im Bauch" entwickeln als jemand, der eher gewährend und mit mehr Freizügigkeit erzogen wurde.

Daher ist es manchmal recht schwer, zu entscheiden und zu unterscheiden, welche Stimme, welches Gefühl denn nun auch dasjenige ist, dem ich mich im Interesse meiner eigenen Gesundheit überlassen sollte. Hier wollen wir wiederholen, daß wir uns diese „Berater"-Instanz in uns auf jeden Fall als eine liebevolle, freundschaftliche und um unser eigenes Wohl bemühte Kraft vorstellen wollen, deren Hauptziel unsere körperliche und seelische Gesundheit ist.

Wir sind in vielen unserer Lebensbereiche gezwungen, uns nach den Wünschen und Erwartungen anderer Menschen zu richten. Wir halten uns an Regeln, wir wägen ab, ob es sich lohnt, dem Vorgesetzten so oft zu widersprechen, wir geben nach, wenn der Lebenspartner etwas mit Nachdruck fordert oder etwas will, was ich selbst nicht will.

Im Bereich unserer körperlichen und seelischen Gesundheit sollten wir jedoch versuchen, mit uns möglichst nichts machen zu lassen, was uns schadet oder was wir später bereuen. Viele Menschen, die nach schwerer Krankheit wieder gesund geworden sind, berichten, daß sie ihr bisheriges Leben weitgehend nach den Erwartungen anderer Menschen gelebt haben, ja eigentlich das Leben des oder der Anderen gelebt haben und daß die Krankheit ein Weg für sie war, zu eben dieser Erkenntnis zu gelangen und die Kraft zu finden, dies zu korrigieren.

Ob Sie nun diese wohlmeinende Berater-Instanz eher als Ihren „inneren Arzt", Ihren „Schutzengel", Ihr „eigentliches Selbst" oder Ihren „inneren Berater" nennen, soll nicht wichtig sein. Mit dieser Trainingseinheit möchte ich Ihnen eine Möglichkeit geben, sich über diese Ihre schützende und helfende Kraft noch mehr Klarheit zu verschaffen. Wir wollen dies an möglichst lebenspraktischen Problembereichen des Alltags versuchen.

Innerer Berater / Innere Beraterin

Fragebogen

Wenn ich einmal zuviel gegessen oder getrunken habe, meldet sich meine innere Stimme und sagt: „Ich sollte nächstens nicht so unmäßig sein".

Wenn ich in einer Partnerbeziehung viele meiner Wünsche und Bedürfnisse zu oft unterdrücke, meldet sich die innere Stimme und rät mir: „Ich sollte mich mehr durchsetzen und behaupten, sonst werde ich krank".

Versuche im folgenden, deinen inneren Ratgeber/deine innere Ratgeberin zu verschiedenen wichtigen Lebensbereichen zu befragen, und schreibe die Antwort möglichst in wörtlicher Rede so auf, als würde eine Stimme ganz deutlich in dir sprechen:

1. Was sagt mein innerer Berater/meine innere Beraterin zu mir bei dem Bereich **Ernährung**, **Bewegung**, **Schlaf**?

2. Was sagt er/sie zu mir bei dem Bereich **Freude** und **Spiel**, **Erholung** und **Entspannung**?

3. Was sagt er/sie zu mir bei dem Bereich **Partnerschaft**, **Familie**, **Beziehungen** zu anderen Menschen?

4. Was sagt er/sie zu mir bei dem Bereich **Beruf**, **Lebensziele** und **Lebensplanung**?

Vorstellungsübung: Innerer Berater / Innere Beraterin

In der folgenden Vorstellungsübung werden verschiedene Gesichtspunkte des heutigen Themas angesprochen. Wählen Sie das für sich aus, was Sie besonders anspricht und lassen Sie das andere beiseite. –

Wähle dir eine bequeme Lage, setze oder lege dich bequem und locker hin und schließe die Augen. Verändere solange deine Haltung, bis du ganz entspannt sitzt oder liegst. Achte darauf, ob dein Körper wirklich ganz locker, ganz entspannt ist.

Spüre, wie dein Gewicht auf deine Unterlage drückt. Dein ganzer Körper entspannt sich. Der Stirnbereich und die Augenpartien sind ganz locker und gelöst. Dein Schultergürtel ist ganz entspannt. Dein ganzer Körper ist angenehm schwer und angenehm warm. Alles um dich herum ist jetzt völlig gleichgültig. Du mußt jetzt nichts leisten. Gib dich diesem Zustand der Entspannung einfach hin, einfach innerlich nachgeben und geschehenlassen.

Richte nun deine Aufmerksamkeit auf deine Atmung und spüre, wie sich beim Ausatmen der Bauch und die Brust senken und wie sie sich beim Einatmen wieder heben. Deine Atmung geht ruhig und gleichmäßig. Erlebe deine tiefen Atemzüge und spüre, wie du dich bei jedem Ausatmen tiefer und tiefer entspannst. Bei jedem Ausatmen wird dein Körper schwerer und wärmer.

Laß dir Zeit beim Erleben deiner Atmung. – Spüre, wie deine Atmung ein ruhiges und gleichmäßiges Fließen wird und wie deine Entspannung immer tiefer und angenehmer wird.

Und nun wende dich den Erfahrungen zu, die du bisher mit deiner inneren Stimme, mit deinem inneren Berater hattest. Wie hast du bisher diese Stimme in dir, dieses Wissen oder diese Kraft in dir bezeichnet? Erlebst du es eher als etwas männliches oder eher als etwas weibliches in dir, was sich dann schützend und wohlmeinend meldet?

Gehe nun mit deiner Aufmerksamkeit zu dem Bereich Ernährung, Bewegung, Schlaf und achte darauf, welche Hinweise und Antworten dir deine innere Stimme geben wird. Stell' dir vor, wie du ganz deutlich deine innere Stimme in dir hörst. Vielleicht gelingt es dir, mit deinem inneren Berater in ein Gespräch zu kommen – vielleicht kannst du ihm Fragen stellen und auf seine Antworten achten.

Und dann gehe zu dem Bereich Erholung, Freude, Spiel und Entspannung. Achte wieder darauf, welche Hinweise und Antworten dir dein innerer Berater zu diesem Bereich gibt.

Und dann richte deine Aufmerksamkeit auf den Bereich Familie, Partnerschaft, Beziehungen zu anderen Menschen. Welche Hinweise und Antworten gibt dir deine innere Stimme zu diesem Bereich?

Gehe jetzt zu deinen Lebenszielen und zu deiner Lebensplanung. Welche Fragen möchtest du an deinen Berater richten? Welche Hinweise und Antworten gibt er dir?

Und nun gehe mit deiner Aufmerksamkeit zu einem bestimmten Lebensbereich, wo du zur Zeit besondere Fragen hast. Stell' dir vor, wie du deinem inneren Berater bestimmte Fragen aus diesem Bereich vorlegst und auf seine Antworten und Hinweise achtest.

Laß dir Zeit dabei. –

Und nun verabschiede dich allmählich von deinem inneren Berater und bedanke dich bei ihm für seine Antworten und Hinweise. Triff vielleicht eine Verabredung mit ihm, wie du wieder mit ihm in Kontakt treten möchtest.

Nimm dir vor, in Zukunft noch mehr als bisher auf deine innere Stimme zu hören.

Laß dir nun Zeit, das noch einmal nachzuerleben, was du in dieser Vorstellungsübung erlebt und erfahren hast. –

Stelle dich nun allmählich darauf ein, diese Übung bald zu beenden.

Beende nun die Übung in der folgenden Reihenfolge: Die Augen bleiben zunächst geschlossen. Wende dich wieder deiner Atmung zu und stell' dir vor, wie du jedesmal beim Einatmen Kraft und Gesundheit in dich aufnimmst, was immer du darunter verstehst. Fülle einfach deine Lungen mit einem Gefühl von Kraft und Gesundheit. Stell' dir vor, daß du beim Ausatmen dieses Gefühl von Kraft und Gesundheit in deinen ganzen Körper strömen läßt – laß dieses Gefühl durch deinen ganzen Körper fließen. Wiederhole dieses Atmen, indem du mit immer tieferen und stärkeren Zügen atmest, bis sie hörbar werden.

Dann bei geschlossenen Augen die Hände ein paarmal kräftig zu Fäusten ballen und wieder öffnen, die Arme und Beine kräftig bewegen, so daß die Muskulatur angestrengt wird, recken und dehnen und ganz zum Schluß die Augen weit öffnen.

Laß dir nun wieder Zeit, in deiner Gegenwart richtig anzukommen. –

Wenn Sie diese Vorstellungsübung im Liegen gemacht haben, so drehen Sie sich bitte jetzt langsam auf die Seite und setzen Sie sich auf. Bleiben Sie mit geöffneten Augen nun noch eine Weile ruhig sitzen. –

Aufgabenplan / Notizen

Auf dieser Seite können Sie sich Ihre Notizen machen und Vorsätze niederschreiben, was Sie in den Tagen bis zur nächsten Gruppen- bzw. Einzelsitzung für Ihre Gesundheit tun wollen und welche der bisher kennengelernten Übungen Sie wiederholen wollen.

1. Welche der bisherigen Übungen (AT, Vorstellungsübungen usw.) möchte ich in den nächsten Tagen besonders wiederholen?

2. An welchen Tagen und zu welcher Zeit werde ich dies tun?

3. Welche äußeren Störeinflüsse muß ich dabei besonders beachten bzw. ausschalten?

4. Wie kann ich das Wertvolle dieser Übungen in meinen Alltag einbeziehen?

Selbstkontrolle (kurz vor der nächsten Gruppensitzung auszufüllen):

5. Was von dem, was ich mir vorgenommen habe, konnte ich verwirklichen? und was nicht?

6. Was fiel mir besonders schwer, was besonders leicht?

7. Was hat mir große Freude gemacht?

8. Hatte ich mir zu viel vorgenommen?

9. Welche Zweifel sind mir gekommen? Und was will ich in der nächsten Sitzung fragen oder einbringen?

Platz für sonstige Notizen:

10. Beziehungen

Schwerpunkte, Fragestellungen und Ziele dieser Trainingseinheit:

– Autogenes Training (AT): Gesamte Übung

– Wir sind soziale Wesen: Notwendigkeit von Beziehungen

– Beziehungen können uns glücklich, aber auch krank machen

– Beziehungen sind Wandlungen unterworfen

– Meine „Stärken" und meine „Schwächen" in Beziehungen

– Meine Beziehungen zu Menschen des eigenen und zu Menschen des anderen Geschlechts

– Welches sind meine „empfindlichen Stellen" in Beziehungen

– Welches sind meine wiederkehrenden Muster in Beziehungen?

– Wechselwirkung zwischen Beziehungen und eigener Gesundheit

– Bin ich mit meinen gegenwärtigen Beziehungen zufrieden?

– Was möchte ich in Zukunft in meinen Beziehungen ändern?

– Gefühle, Wertvorstellungen und Bedürfnisse verändern sich im Lauf der Jahre

Der methodische Ablauf:

1. Kurzer Austausch in der Gruppe über die vergangene Woche
2. Überblick über die heutigen Inhalte und methodischen Schritte
3. Autogenes Training (AT): Gesamte Übung
4. Austausch über die soeben gemachte AT-Übung
5. Körperbewegung: Herumgehen, Atmen, Lockern, Dehnen
6. Nonverbale Paar-Übung zur Einführung in das Thema
7. Einführung in das Thema „Beziehungen"
8. Schriftlich: Fragebogen
9. Gespräche in Kleingruppen (zu je drei Personen)
10. Vorstellungsübung zum Thema „Beziehungen"
11. Malen zum Thema „Meine Beziehungen"
12. Erfahrungsaustausch in der Gesamtgruppe
13. Zum Abschluß ggf. Bewegung, Vorlesen eines Textes oder dgl.
14. Hausaufgabe: Aufgabenplan

(Dieser Ablauf ist nicht in einer Sitzung von zwei Stunden unterzubringen, daher sollte die Gruppenleitung Schwerpunkte setzen und das Thema ggf. auf zwei Sitzungen verteilen. Auch muß mindestens eine Pause an geeigneter Stelle eingelegt werden).

Benötigte Materialien:

– Fragebogen sowie Aufgabenplan (vervielfältigt)

– Text der Vorstellungsübung

– ggf. Text zum Vorlesen am Ende der Sitzung

– Kugelschreiber, Malsachen, ggf. Schreibunterlagen

– einige große Bögen Papier, Filzstifte

– ggf. Musikkassette zur Bewegung oder dgl.

Themen des Trainings, die mit diesem Thema in Verbindung stehen:

Ort der Ruhe, Lebensenergie, Vorsätze, Selbstvertrauen, Lebensfreude, Grundbedürfnisse, Abwehrsystem, Berater, Kränkung, Konflikte, Lebensweg, Trennung-Tod, Lebensplanung

Einführung

Was wären wir ohne Freunde und Mitmenschen, liebevollen oder aggressiven Kontakt, ohne das Gefühl, von Anderen respektiert, beachtet, gemocht und geliebt zu werden? Wir sind soziale Wesen und würden erkranken und verkümmern, wenn wir isoliert wären.

Dennoch sind unsere Beziehungen oft belastet: Eifersucht, Konkurrenz, gegenseitiges

Ausbeuten, unterschiedliche Vorstellungen von Nähe und Distanz, von Aggressivität und Sanftheit, Unterwürfigkeit und Beherrschenwollen. Unsere Beziehungen zu anderen Menschen können uns Kraft und Energie geben, Freude und Selbstsicherheit – sie können uns aber auch erniedrigen und kränken, unglücklich und krank machen.

Aber auch zu sich selbst hat jeder von uns eine Beziehung. Die Art und Weise, wie wir uns selbst mögen und akzeptieren, körperlich und seelisch annehmen, ob wir uns mit uns selbst beschäftigen, mit uns allein sein können, ist wichtig für unsere Gesundheit und Zufriedenheit.

Maria und Lisa sind zwei Lehrerinnen und leben seit vier Jahren zusammen. Lisa hat nach einer gescheiterten Ehe Wärme und Geborgenheit bei ihrer Freundin gefunden. Ihre Versuche, sich selbst wieder zu stabilisieren, ließen sie zunächst oft aggressiv und unberechenbar erscheinen. Maria dagegen ist selbstsicher und ausgefüllt. Beruf und verschiedene Außenkontakte (sie singt in einem Chor und ist Mitglied in einer Sportgemeinschaft) haben es ihr ermöglicht, großzügig und geduldig auf Lisa einzugehen und es dieser leichter gemacht, sich ebenfalls zu stabilisieren. –

Klaus und Renate sind seit 22 Jahren verheiratet, sie haben zwei große Kinder. Klaus hatte vor einigen Jahren zunehmend Probleme mit Alkohol bekommen. Er hat dann eine Entzugsbehandlung gemacht. Er ist beruflich sehr erfolgreich und angesehen, sieht gut aus und kennt seine Wirkung auf Frauen. Renate hingegen war lange Jahre mit Haushalt und Kindern sehr ausgefüllt. Es machte sie oft eifersüchtig, wenn Klaus zu Wochenendseminaren fortfuhr oder andere Termine hatte. Kam Klaus dann zurück, saß sie wie ein stummer Vorwurf schweigend in ihrem Sessel und strickte. Auf den Rat einer Freundin hat sie dann angefangen, an der Volkshochschule einen Kurs „Deutsch für Ausländer" anzubieten – und als dieser unerwartet gut ankam, übernahm sie sogar einen weiteren Kurs.

Klaus trinkt schon seit Jahren keinen Alkohol mehr und weiß, daß er das der verständnisvollen Mithilfe seiner Frau zu verdanken hat.

Auch wenn die Leidenschaft der ersten Jahre vorbei ist, sind ihre persönlichen Augenblicke innig und liebevoll.

Franz und Bernd sind Freunde und bewohnen seit zwei Jahren eine gemeinsame Wohnung. Sie kümmern sich wenig um das Gerede der Leute. Nach anfänglichem harmonischem Zusammenleben wurde es schwierig. Franz beginnt, verächtliche und kränkende Äußerungen gegen Bernd zu machen, wird anmaßend und selbstgefällig und bei jeder geringsten Kritik an seiner Person gereizt und ungerecht. Dazu kommt, daß er versucht, Bernd in die Rolle eines Dieners, eines Untergebenen zu zwingen, dessen Aufgabe es sei, ihn, Franz, zu bedienen und zu verwöhnen. Bernd versucht oft, mit Franz zu sprechen, aber dieser wird nur immer aggressiver und verletzender. Bernd erfährt schließlich, daß Franz seit einiger Zeit weiß, daß er an einer unheilbaren Krankheit leidet. –

Die kurzen Episoden zeigen, wie Menschen in ihren Beziehungen Freude und Ärger, Unterstützung und Verunsicherung erfahren und wie das Verhalten des Einen das Reagieren des Anderen bedingt.

Sich in einem Gesundheitstraining die Frage nach den eigenen Beziehungen zu stellen ist Ausdruck der Erfahrung, wie sehr Beziehungen uns krankmachen, wie sehr sie uns aber auch stärken und unterstützen können und daß es zu einem wesentlichen Teil in unserer Hand liegt, wie wir unsere verschiedensten Beziehungen leben und gestalten.

Jeder von uns lebt gleichzeitig in vielfältigen und jeweils unterschiedlichen Beziehungen: Ich bin gleichzeitig sowohl Vater als auch Sohn, Ehe- oder Lebenspartner als auch „Singel" (was meine Beziehung zu mir selbst betrifft), Freund und Berufskollege, Nachbar, Gast oder Fremder, Kunde, Vereinsmitglied, Bürger einer Stadt, eines Landes, vielleicht gleichzeitig Vorgesetzter und Untergebener.

Und nicht nur, daß ich gleichzeitig jeweils andere Beziehungen zu meinen verschiedenen Kindern oder Freunden oder Kollegen habe, auch wir alle wandeln uns immerfort, korrigieren und entwickeln uns im Lauf der Zeit, machen Fort- oder Rückschritte, sind mal in Hochform und mal niedergeschlagen: Gefühle verändern sich, Wertvorstellungen und Normen wandeln sich, Beziehungen wachsen oder gehen zu Ende, je nachdem.

Befriedigende Beziehungen zu haben ist lebensnotwendig – und gleichzeitig sind es unsere Beziehungen, die uns belasten und schwächen: unsere Konflikte, Kränkungen, unsere Gefühle von Haß oder Eifersucht, Neid und Rivalität sind immer auch aus unserem Verhältnis zu anderen Menschen entstanden.

Und dann bemerken wir, daß sich bestimmte Erfahrungen in unserem Leben wiederholen: es wird uns bewußt, daß wir zum wievielten Mal in die gleiche konfliktreiche oder verzwickte Lage geraten, zum wiederholten Mal mit Nachbarn Streit oder mit dem Ehe-/Lebenspartner wegen der Finanzen oder der Ordnung in der Wohnung Streit bekommen, daß wir mit verschiedenen Vorgesetzten in verschiedenen Firmen immer wieder die gleichen Probleme haben. Womit kann es zu tun haben, daß viele Menschen immer wieder die gleichen schmerzlichen Erfahrungen machen und ratlos und verunsichert sind und nicht wissen, woran es liegt?

Wir sind als Erwachsene durch einen langen Formungsprozeß gegangen, der in uns ebenso liebenswerte und angenehme Merkmale und Eigenschaften entstehen ließ wie unangenehme, zerstörerische und unerträgliche. Die Ereignisse unserer Biographie und die Erfahrungen aus verschiedenen Lebensabschnitten haben bei jedem Einzelnen von uns Narben und Wunden und Stellen mit größerer Verletzlichkeit zurückgelassen: Jeder von uns hat seine Schwachstellen, seine „Achillesferse", seine Konfliktthemen.

In dieser Trainingseinheit soll es u.a. darum gehen, zu versuchen, diesen Zusammenhängen auf die Spur zu kommen und vielleicht zu Erkenntnissen zu gelangen, nach welchen „Mustern" die eigenen Beziehungen häufig ablaufen oder auch scheitern. Dabei kann allein schon die Erkenntnis, was ich in Zukunft in Beziehungen nicht mehr ertragen oder hinnehmen will, von großer Wichtigkeit sein.

Das Ziel dieser Trainingseinheit besteht darin, über einen solchen Vorgang der Bewußtwerdung zu konkreten Vorsätzen und damit zu Veränderungen in der Gestaltung der eigenen Beziehungen zu gelangen.

Beziehungen

Fragebogen

1. Welches sind meine **Stärken** und positiven Eigenschaften bezogen auf meine Beziehungen zu anderen Menschen?

2. Welches sind meine **Schwächen** und unangenehmen Eigenschaften bezogen auf meine Beziehungen zu anderen Menschen?

3. Wenn ich an meine Beziehungen zu Menschen des anderen Geschlechts denke: Was fällt mir auf? Was möchte ich in Zukunft ändern?

4. Wenn ich an meine Beziehungen zu Menschen des eigenen Geschlechts denke: Was fällt mir auf? Was möchte ich ändern?

5. Wenn ich bei persönlichen Problemen Rat oder Unterstützung brauche: An welche konkrete Person wende ich mich am ehesten? Spielt dann auch das Geschlecht dieser Person eine Rolle?

Vorstellungsübung: Beziehungen

In der folgenden Vorstellungsübung werden verschiedene Gesichtspunkte des heutigen Themas angesprochen. Wählen Sie das für sich aus, was Sie besonders anspricht und lassen Sie das andere beiseite. –

Wähle dir eine bequeme Haltung, setze dich oder lege dich locker und bequem hin und schließe die Augen. Versuche, noch entspannter und noch bequemer zu sitzen oder zu liegen und verändere solange deine Haltung, bis du dich ganz wohlfühlst.

Spüre, wie dein Gewicht auf deine Unterlage drückt und nimm die Stellen wahr, mit denen du Kontakt zu deiner Unterlage hast.

Dein ganzer Körper entspannt sich. Dein Gesicht ist ganz gelöst und locker. Dein Schultergürtel ist ganz entspannt. Dein ganzer Körper ist angenehm schwer und angenehm warm.

Deine Atmung geht ruhig und gleichmäßig, deine Stirn und die Partie um deine Augen ist ganz locker und gelöst. Dein Schultergürtel ist ganz entspannt und locker.

Deine Atmung fließt ruhig und gleichmäßig. Spüre das gleichmäßige Fließen deiner Atemzüge. Nimm wahr, wie die Atemluft durch deine Nase einströmt und wie sich Brust und Bauch dabei heben. Spüre beim Ausatmen, wie die Luft durch die Nasenlöcher wieder ausströmt und wie sich Brust und Bauch dabei wieder senken.

Nimm wahr, wie du dich bei jedem Ausatmen immer tiefer entspannst. Beim Ausatmen entspannst du dich immer tiefer und tiefer. Du fühlst dich wohl und geborgen. Du mußt jetzt überhaupt nichts leisten. Alles um dich herum ist jetzt völlig gleichgültig.

Laß dir Zeit und genieße diesen Zustand so intensiv wie möglich.–

Und nun wende dich in deiner Vorstellung deinen Beziehungen zu anderen Menschen zu.

Wie war es, als du ein Kind warst, wie waren damals deine Beziehungen zu anderen Kindern? Welches waren die Unterschiede, je nachdem, ob du mit Mädchen oder mit Jungen zusammenwarst? Versuche, dir die Gefühle und Erinnerungen so deutlich wie möglich zu vergegenwärtigen.

Und dann wende dich der Zeit zu, wo du dich als junger Mensch zum ersten Mal verliebt hast. Wie hast du dich damals gefühlt? Warst du glücklich oder unglücklich? Welche Schwierigkeiten und Probleme gab es – und welches waren besonders schöne und beglückende Erlebnisse?

Wende dich nun deinen bisherigen Freundschaften und Liebesbeziehungen zu, deinen bisherigen Beziehungen zu Männern und zu Frauen. Achte darauf, ob dir dabei gewisse Regelmäßigkeiten auffallen, wiederkehrende Muster in deinen Beziehungen, die typisch für dich sind.

Laß dir Zeit dabei.–

Und dann frage dich, wie du bisher Menschen deines eigenen Geschlechts begegnet bist? Wie du als Mann Männern gegenüber – oder wie du als Frau Frauen gegenüber warst. Vielleicht fallen dir auch hier bestimmte Muster auf, die sich wiederholen.

Und dann wende dich in deiner Vorstellung deinen bisherigen Beziehungen zum anderen Geschlecht zu und frage dich, ob es hier besondere Merkmale, bestimmte Muster gibt, die du an dir kennst.

Laß dir wieder Zeit.–

Mache dir nun bewußt, welche besonderen Stärken und welche besonderen Schwächen du in der Beziehung zu anderen Menschen an dir kennst.

Oft fallen uns bei dieser Frage mehr Schwächen als Stärken ein. Versuche daher, auch insbesondere deine Stärken herauszufinden, die du in Beziehungen zu anderen Menschen hast.

Laß dir wieder Zeit.–

Für jeden von uns ist es besonders wichtig, bei großen Schwierigkeiten und Problemen sich den Zuspruch und die Unterstützung anderer Menschen zu holen. Frage dich also, ob es dir im allgemeinen leicht oder schwer fällt, eine andere Person um Rat oder Beistand zu bitten, wenn du bei persönlichen Problemen Zuspruch und Unterstützung brauchst.

Spielt dann vielleicht auch das Geschlecht der betreffenden Person eine Rolle, oder ist das für dich dann eher gleichgültig?

Nimm dir vor, dir in Zukunft noch mehr als bisher bei persönlichen Schwierigkeiten Unterstützung und Hilfe bei anderen Menschen zu holen.

Laß dir nun Zeit, das noch einmal nachzuerleben, was du in dieser Vorstellungsübung erlebt und erfahren hast.–

Und laß nun allmählich deine Bilder und Vorstellungen zurücktreten und bereite dich innerlich darauf vor, diese Übung bald zu beenden.

Beende nun diese Übung in der folgenden Reihenfolge: Die Augen bleiben zunächst geschlossen. Wende dich wieder deiner Atmung zu und stell' dir vor, wie du jedesmal beim Einatmen Kraft und Gesundheit in dich aufnimmst, was immer du darunter verstehst. Fülle einfach deine Lungen mit einem Gefühl von Kraft und Gesundheit. Stell' dir vor, daß du beim Ausatmen dieses Gefühl von Kraft und Gesundheit in deinen ganzen Körper strömen läßt – laß dieses Gefühl durch deinen ganzen Körper fließen. Wiederhole dieses Atmen, indem du mit immer tieferen und stärkeren Zügen atmest, bis sie hörbar werden.

Dann bei geschlossenen Augen die Hände ein paarmal kräftig zu Fäusten ballen und wieder öffnen, die Arme und Beine kräftig bewegen, so daß die Muskulatur angestrengt wird, recken und dehnen und ganz zum Schluß die Augen weit öffnen.

Laß dir nun Zeit, in deiner Gegenwart richtig anzukommen. – –

Wenn Sie diese Vorstellungsübung im Liegen gemacht haben, so drehen Sie sich bitte jetzt langsam auf die Seite und setzen Sie sich auf. Bleiben Sie mit geöffneten Augen nun noch eine Weile ruhig sitzen. –

Aufgabenplan / Notizen

Auf dieser Seite können Sie sich Ihre Notizen machen und Vorsätze niederschreiben, was Sie in den Tagen bis zur nächsten Gruppen- bzw. Einzelsitzung für Ihre Gesundheit tun wollen und welche der bisher kennengelernten Übungen Sie wiederholen wollen.

1. Welche der bisherigen Übungen (AT, Vorstellungsübungen usw.) möchte ich in den nächsten Tagen besonders wiederholen?

2. An welchen Tagen und zu welcher Zeit werde ich dies tun?

3. Welche äußeren Störeinflüsse muß ich dabei besonders beachten bzw. ausschalten?

4. Wie kann ich das Wertvolle dieser Übungen in meinen Alltag einbeziehen?

Selbstkontrolle (kurz vor der nächsten Gruppensitzung auszufüllen):

5. Was von dem, was ich mir vorgenommen habe, konnte ich verwirklichen? und was nicht?

6. Was fiel mir besonders schwer, was besonders leicht?

7. Was hat mir große Freude gemacht?

8. Hatte ich mir zu viel vorgenommen?

9. Welche Zweifel sind mir gekommen? Und was will ich in der nächsten Sitzung fragen oder einbringen?

Platz für Notizen:

11. Kränkung

Schwerpunkte, Fragestellungen und Ziele dieser Trainingseinheit:

– Autogenes Training (AT): Vertiefungstechnik I üben

– Wann spreche ich von „Kränkung" im Unterschied zu „Ärger"?

– Kränkungen beschädigen unser Selbstwertgefühl

– Wie habe ich bisher auf Kränkungen reagiert?

– Menschen sind verschieden: wir brauchen unterschiedliche „Gesten" vom Anderen, wenn wir gekränkt wurden

– Was kann ich tun, wenn derjenige, der mich schwer gekränkt hat, nicht mehr lebt – oder nicht mehr erreichbar ist?

– Weiß mein Partner, was ich brauche, wenn er mich gekränkt hat?

– Welche Kränkungen waren so stark, daß sie mich fast krank gemacht haben?

– Wie verhalte ich mich, wenn ich einen Anderen gekränkt habe?

– Was hilft mir, Kränkungen zu verarbeiten?

– Zusammenhänge zwischen Kränkungen und eigener Gesundheit

– Wie möchte ich in Zukunft mit Kränkungen umgehen?

Der methodische Ablauf:

1. Kurzer Austausch in der Gruppe über die vergangene Woche
2. Überblick über die heutigen Inhalte und methodischen Schritte
3. Autogenes Training (AT): Vertiefungstechnik I üben
4. Austausch über die soeben gemachte AT-Übung
5. Körperbewegung: Herumgehen, Atmen, Lockern, Dehnen
6. Nonverbale pantomimische Übung zur Einführung in das Thema
7. Einführung in das Thema „Kränkung"
8. Schriftlich: Fragebogen
9. Vorstellungsübung zum Thema „Kränkung"
10. Malen zum Thema „Kränkung"
11. Gespräche in Kleingruppen (zu je drei Personen)
12. Erfahrungsaustausch in der Gesamtgruppe
13. Zum Abschluß ggf. Bewegung, Vorlesen eines Textes oder dgl.
14. Hausaufgabe: Aufgabenplan

(Dieser Ablauf ist nicht in einer Sitzung von zwei Stunden unterzubringen, daher sollte die Gruppenleitung Schwerpunkte setzen und das Thema ggf. auf zwei Sitzungen verteilen. Auch muß mindestens eine Pause an geeigneter Stelle eingelegt werden).

Benötigte Materialien:

– Fragebogen sowie Aufgabenplan (vervielfältigt)

– Text der Vorstellungsübung

– ggf. Text zum Vorlesen am Ende der Sitzung

– Kugelschreiber, Malsachen, ggf. Schreibunterlagen

– einige große Bögen Papier, Filzstifte

– ggf. Musikkassette zur Bewegung oder dgl.

Themen des Trainings, die mit diesem Thema in Verbindung stehen:

Ort der Ruhe, Lebensenergie, Vorsätze, Selbstvertrauen, Lebensfreude, Abwehrsystem, Berater, Beziehungen, Konflikte

Einführung

Im bisherigen Verlauf dieses Trainings haben wir daran gearbeitet, unser Gesundheitskapital zu vermehren. Sie haben gelernt, sich zu entspannen, sich mehr Lebensenergie und -freude zu verschaffen und wir haben über Fragen gesprochen, was wir tun können, um uns insgesamt wohler und zufriedener zu fühlen.

Wahrscheinlich haben Sie inzwischen die Erfahrung gemacht, daß Sie manchmal mit dem Gelernten gut umgehen können, daß Sie sich öfter ausgeglichener, entspannter und voller Energie fühlen, daß aber zu anderen Zeiten ein kleiner Anlaß genügt, um Sie wieder aus Ihrem seelischen Gleichgewicht zu bringen. Sie ärgern sich, fühlen sich verletzt oder angegriffen, entmutigt oder deprimiert.

Wir wollen in dieser Kurseinheit daran arbeiten, mit solchen Situationen, in denen wir unser inneres Gleichgewicht verloren haben, vielleicht anders als bisher fertigzuwerden und schneller wieder in einen ausgeglichenen Seelenzustand zu kommen.

Situationen, die uns aus dem Gleichgewicht werfen, werden häufig von Personen aus unserer näheren Umgebung ausgelöst – von Vorgesetzten, Arbeitskollegen, Ehepartnern, Kindern, Eltern, Schwiegereltern usw.

Zwei Beispiele: Frau Doris D., 32 Jahre, verheiratet, arbeitet seit 5 Jahren als Bürokauffrau in einem mittelständischen Betrieb. Der Geschäftsführer versucht schon seit einigen Monaten, sich ihr über das Dienstliche hinaus zu nähern, lädt sie abends wiederholt zum Essen und zu sonstigen gemeinsamen Aktivitäten ein, was Frau D. aber grundsätzlich ablehnt. Die Arbeitskolleginnen und -kollegen sprechen sie manchmal darauf an, und für Frau D. wird die Situation allmählich belastend.

Anläßlich eines Betriebsausflugs, der mit einem Reisebus an die Mosel unternommen wird, versteht es der Geschäftsführer so einzurichten, daß er neben Frau D. zu sitzen kommt. Frau D. ist eingeklemmt zwischen ihm und dem Fenster. Sie macht zunächst gute Miene zu bösem Spiel, fühlt sich aber denkbar unwohl. Als der Bus auf einer Raststätte anhält, steigt sie zunächst aus und setzt sich dann beim Weiterfahren zu Kolleginnen auf einen anderen Platz. Der Geschäftsführer sitzt zunächst allein und setzt sich dann ebenfalls zu anderen Mitarbeitern. Dies geschieht vor aller Augen.

Von diesem Tag an ist das Verhalten des Geschäftsführers Frau D. gegenüber wie ausgewechselt: Er wird aggressiv und ungerecht, wirft ihr Fehler und andere Unregelmäßigkeiten vor, die sie nicht begangen hat, läßt sie wiederholt zu sich kommen und sagt ihr, daß er mit ihrer Arbeitsleistung unzufrieden ist. Es beginnt von Seiten des Geschäftsführers ein regelrechter Psychoterror gegen sie, der schließlich darin gipfelt, daß er ihr einen Urlaub, der seit langem eingeplant war, mit dem Hinweis plötzlich verweigert, die betriebliche Situation erlaube es derzeit nicht, daß sie fahre. Als eines Tages in der Kasse ein Betrag von über einhundert Mark fehlt, dauert es nicht lange, daß Frau D. erneut zu einem Gespräch zum Geschäftsführer einbestellt wird, der ihr zu verstehen gibt, er bringe sie mit dem fehlenden Geld in Zusammenhang. Der Ehemann von Frau D. wünscht ein Gespräch mit dem Geschäftsführer, was dieser jedoch ablehnt.

Frau D. bricht körperlich und seelisch zusammen und wird krankgeschrieben. Sie schließt eine längere Erholungsphase an und ist nicht mehr bereit, an diesen Arbeitsplatz zurückzukehren. Sie kündigt die Stellung auf.

Ein anderes Beispiel: Emil K. lebte mit seiner Partnerin zwei Jahre in einer gemeinsamen Wohnung. Am Anfang ihrer Beziehung war er sehr glücklich und verliebt. Er überlegte sich oft, womit er ihr eine Freude machen könnte, er war zärtlich und leidenschaftlich. Er war gern in ihrer Nähe und fühlte sich körperlich sehr von ihr angezogen.

Es vergingen Monate des Zusammenlebens, bis er bemerkte, daß ihm irgend etwas in dieser Beziehung fehlte. Es wollte ihm nicht klar werden, worin dies bestehen könnte, aber er fühlte irgendeinen Mangel, irgendein Ungenügen in seiner Beziehung und konnte es nicht benennen.

Eines Abends, als sie zusammen im Bett lagen und er sie streichelte, fiel ihm plötzlich auf, daß sie ihre Hände bei sich hatte. Er war es, der sie streichelte und liebkoste, während sie sich selbst ebenfalls streichelte und liebkoste. Es wurde ihm mit einem Schlag bewußt, was ihm in dieser Beziehung schon lange fehlte: Er war es von ihnen beiden überwiegend, der ihr Zärtlichkeit und Liebe schenkte, während sie dabei mehr an sich selbst als an ihn dachte und ihm nur wenig zurückgab. Er erschrak über seine Gedanken und kam sich plötzlich wie ein Bilanzbuchhalter vor. Und doch war er auf etwas aufmerksam geworden, das ihn fortan verfolgte.

Nun verließen ihn diese Gedanken nicht mehr und er fand dies in vielen ihrer Handlungen bestätigt. Er führte eine Aussprache herbei, in der sie ihm sagte, daß sie schon in früheren Beziehungen als egozentrisch bezeichnet worden wäre, daß sie aber nun mal so sei, und er solle sich eine zweite Frau fürs Bett suchen.

In einem schmerzlichen und schwierigen Prozeß hat sich Emil K. später von seiner damaligen Partnerin getrennt.

Diese Begebenheiten, die in meinen Gruppen berichtet wurden, zeigen, wie Kränkungen unsere Zufriedenheit, unsere Gesundheit untergraben oder gar zerstören können.

Vielleicht haben auch Sie schon einmal Kränkungen erfahren, mit denen Sie nur schwer fertig geworden sind? Wie sehr Kränkung und Krankheit miteinander zu tun haben, zeigt schon die enge Sinn-Verwandtschaft der Worte: was uns kränkt, macht uns krank.

Kränkungen sind im Unterschied zu Ärger immer Angriffe auf unser eigenes Selbstwertgefühl, sie treffen und verletzen uns persönlich tief und stellen uns oft auch als ganze Person in Frage. Daher ist es so schwer, einem anderen Menschen Verhaltensregeln und Tips zu geben, wie er in Zukunft mit Kränkungen umgehen soll. Denn es gibt viele Möglichkeiten und es wird wieder in erster Linie eine Frage der eigenen Lerngeschichte und der erlebten Vorbilder sein, wie ich mich selbst verhalte. Ich kann mit Rückzug oder gar Depression, mit Wut und Aggressivität, mit Ironie und Sarkasmus reagieren, ich kann heimlich und geduldig auf Rache sinnen und mit dem Gedächtnis eines Elefanten auf meine Stunde warten.

Kränkungen können in uns nagen und unser Leben jahrelang überschatten, uns den Lebensmut und die Lebenskraft rauben.

Welche Gesten von Seiten des Kränkenden wünschen Sie sich, welche Gesten brauchen Sie, um wieder verzeihen zu können? Soll es körperliche Nähe sein, soll der Andere ganz bestimmte Worte zu Ihnen sagen, brauchen Sie erst mal Alleinsein und Ruhe?

Und wie sieht es mit uns aus, wenn wir nicht der Gekränkte, sondern der Kränkende sind? Wie verhalte ich mich, wenn ich jemanden mir Nahestehenden wissentlich oder unabsichtlich gekränkt habe? Neige ich dann nicht dazu, dem Gekränkten gerade diejenigen Gesten anzutragen, nach denen es mich, wenn ich der Gekränkte bin, selbst verlangt?

Ich möchte hier einige grundsätzliche Gedanken zusammenstellen, die bei der Verarbeitung von Kränkungen hilfreich sein können:

1. Wahrnehmen und Akzeptieren der eigenen Gefühle:

Es ist zunächst wichtig, die eigenen verletzten Gefühle zu spüren und anzunehmen. Dadurch kann uns klar werden, welche Gefühle es sind. Häufig vermischen sich Ärger, Verletztsein, Trauer, Wut, Mitleid, Haß usw.; nehmen Sie Ihre Gefühle bewußt wahr, ohne sie zu leugnen oder wegzuschieben. Achten Sie auch auf Ihre sonstigen Gedanken, die sie haben: Vielleicht wollen Sie davonlaufen, sich das Leben nehmen, vielleicht steigt Trotz in Ihnen auf, vielleicht Gefühle von Rache, Trauer oder Schuld? Nehmen Sie Ihre Gefühle wahr, ohne sie mit dem Verstand zu beurteilen. Mit das Gefährlichste ist, wenn Sie Ihre Gefühle leugnen.

2. Das Aussprechen der eigenen Gefühle:

Versuchen Sie mit Vertrauten und Freunden über das zu sprechen, was Ihnen widerfahren ist. Sprechen Sie über Ihre Gefühle. Versuchen Sie derjenigen Person, die Sie gekränkt hat, zu sagen, daß sie Sie gekränkt hat. Vielleicht formulieren Sie vorher einen Satz, den Sie dann sagen wollen. Nehmen Sie keine Rücksicht auf diese Person. Vielleicht nehmen Sie sowieso schon sehr viel Rücksicht auf Andere. Bedenken Sie, daß nur eine bereinigte Beziehung eine gute Beziehung ist und daß Ihre Selbstachtung es verlangt, daß Sie sich wehren.

3. Betrachten des Sachverhalts aus der Sicht des Anderen:

Kränkungen werden von den beteiligten Personen oft sehr unterschiedlich wahrgenommen und eingeschätzt. Es passiert häufig, daß jemand einen Anderen völlig unbeabsichtigt und unwissentlich kränkt. Er hat vielleicht eine sensible Stelle bei dem Anderen berührt, von der er nichts wissen konnte. Versuchen Sie daher, den Sachverhalt aus der Sicht des Anderen zu sehen. Nicht, um herauszufinden, wer Recht hat, sondern um den Anderen besser zu verstehen und dadurch besser auf ihn eingehen zu können. Vielleicht stellen Sie ja auch Ihren eigenen Standpunkt in Frage und lösen sich damit aus einer inneren Verhärtung.

4. Unterbrechen des Teufelskreises:

Dieses Sinnen auf Vergeltung und der verständliche Wunsch, dem Anderen ebenfalls wehzutun, führt zur Eskalation. Eine Seite müßte beginnen, die Vorwürfe und Angriffe zu drosseln. Dieser erste Schritt ist oft sehr schwer, manchmal fast unmöglich. Vielleicht geben wir uns damit eine Blöße? Vielleicht sieht der Andere darin ein Eingeständnis der eigenen Schuld?

Ein befriedigender Umgang mit Kränkungen und Ärger ist für unser weiteres Leben, das ja möglichst von Lebensfreude und körperlicher und seelischer Gesundheit bestimmt sein soll, von großer Wichtigkeit. Vielleicht gelingt es Ihnen ja mit diesen Anregungen, in Zukunft mit Kränkungen besser fertig zu werden als bisher, und möglicherweise entschließen Sie sich auch konkret, sich mit einer ganz bestimmten Person um eine Bereinigung Ihres Verhältnisses zu bemühen.

Kränkung

Fragebogen

1. Welche besonders schweren Kränkungen habe ich bisher im Leben erfahren?

2. Welche dieser Kränkungen versetzen mir auch heute noch einen Stich, wenn ich daran denke?

3. Wie habe ich bisher auf Kränkungen reagiert?

4. Wie möchte ich in Zukunft auf Kränkungen reagieren?

Vorstellungsübung: Kränkung

In der folgenden Vorstellungsübung werden verschiedene Gesichtspunkte des heutigen Themas angesprochen. Wählen Sie das für sich aus, was Sie besonders anspricht und lassen Sie das andere beiseite. –

Wähle dir eine bequeme Haltung im Sitzen oder Liegen und schließe die Augen. Verändere solange deine Lage, bis du ganz entspannt sitzt oder liegst. Und atme dann tief ein und spüre beim Ausatmen, wie du die erste Stufe der Ruhe erreichst. Laß alles innerlich los, was dich stört.

Spüre deinen Körper, wie er etwas zusammensinkt und sich an die Unterlage anlehnt. Spüre deinen Rücken, deine Arme, dein Gesäß, die Beine und Füße. Achte darauf, wie schwer dein ganzer Körper geworden ist.

Gehe dann zur nächsten Stufe der Entspannung über und atme wieder ein – und laß dann beim Ausatmen innerlich los und erlaube dir, deine Ruhe zu genießen. Nimm wahr, wie dein ganzer Körper bei jedem Ausatmen schwerer und schwerer wird. Achte auf das ruhige Kommen und Gehen deines Atems gleich dem sachten und wiegenden Kommen und Gehen des Meeres. Spüre die Wellen, wie sie sanft deinen Körper in Ruhe und Geborgenheit wiegen. Laß dir Zeit dabei.-

Du bist ganz still, ganz entspannt. Atme nun tief ein – und laß beim Ausatmen alles aus deinem Körper strömen, laß alles los, was dich stört.

Und nun stelle dir einmal die Person vor, mit der du Ärger hast oder die dich gekränkt hat. Stell dir diese Person möglichst klar vor.

Achte darauf, wie diese Person gekleidet ist, wie ihr Gesichtsausdruck ist. Und achte auf alle Besonderheiten, die dir auffallen. Mache dir insbesondere bewußt, welche Gefühle du dieser Person gegenüber hast.

Vergegenwärtige dir deine Gefühle dieser Person gegenüber, deinen Ärger, deine Wut, dein Verletztsein. Nimm diese Gefühle, deine Gedanken und Phantasien, die in dir aufsteigen, einfach an. Erlaube es dir, diese Gefühle zu haben.

Laß dir Zeit dabei.–

Und wende dich dann wieder deiner Körperentspannung zu. Deine Atmung geht ruhig und gleichmäßig, dein ganzer Körper ist angenehm schwer und angenehm warm. Achte darauf, wie schwer dein ganzer Körper ist.

Atme tief ein und laß beim Ausatmen innerlich los – erlaube dir, deine Ruhe zu genießen.

Kränkungen können so stark sein, daß sie uns krank machen. Vielleicht hast du bisher in deinem Leben deinen Ärger und deine Wut oft heruntergeschluckt und in dich hineingefressen – vielleicht bist du davon krank geworden.

Erlaube es dir jetzt, in deiner Phantasie, der anderen Person gegenüber deine Wut, deinen Ärger, dein Verletztsein auszudrücken, ohne dabei Schuldgefühle zu haben. Erlaube es dir, solche Gefühle der Wut und des Ärgers auszudrücken, ohne dich ihrer zu schämen – nimm diese Gefühle an – sie sind ein wichtiger und gesunder Teil deiner Lebenskraft.

Und dann wende dich wieder deiner Körperentspannung zu. Nimm wahr, wie dein ganzer Körper bei jedem Ausatmen schwerer und wärmer wird. Bei jedem Ausatmen wird dein Körper schwerer und wärmer. Achte auf das ruhige Kommen und Gehen deiner

Atmung. Deine Atemzüge sind wie sanfte Wellen, die sacht deinen Körper in Ruhe und Geborgenheit wiegen. Genieße diesen Zustand so intensiv wie möglich und laß dir Zeit dabei. –

Manchmal ist es uns wichtig, daß derjenige, der uns gekränkt oder verletzt hat, einen Schritt auf uns zu macht, uns mit einer Geste oder einem Wort zu verstehen gibt, daß es ihm leid tut. Frage dich also, was die betreffende Person, die dich gekränkt hat, tun oder zu dir sagen müßte, damit du ihr vergeben kannst, damit sich deine Gefühle von Zorn oder Wut oder Verletztsein allmählich wieder auflösen. Was müßte diese Person tun oder zu dir sagen, damit du ihr verzeihen kannst?

Mach dir bewußt, daß du ein Recht auf deine Gefühle hast, auf deine Gefühle von Wut, von Zorn und Ärger. Sprich vielleicht mehrmals im Geiste zu dir selbst: „Ich habe ein Recht auf meine Gefühle!".

Nimm dir vor, in Zukunft deine Gefühle von Ärger, Zorn oder Wut, soweit es dir möglich ist, direkt an Ort und Stelle auszudrücken und nicht mehr in dich hineinzufressen. Du wirst dadurch einen ganz wesentlichen Beitrag zu deiner Gesundheit leisten.

Laß dir nun Zeit, das noch einmal nachzuerleben, was du in dieser Vorstellungsübung erlebt und erfahren hast. –

Und nun stell' dich allmählich darauf ein, diese Übung bald zu beenden.

Beende nun diese Übung in der folgenden Reihenfolge: Wende dich deiner Atmung zu und beginne, tief einzuatmen. Fülle deine Lungen vom Bauch her bis zu den Lungenspitzen mit Luft und halte vielleicht einige Sekunden die Luft an.

Atme dann tief aus und warte mit dem Einatmen, bis der nächste Atemzug von allein kommt.

Stelle dir vor, wie du beim Einatmen Energie in dich aufnimmst, was immer du darunter verstehst – und daß du beim Ausatmen diese Energie in deinen ganzen Körper fließen läßt.

Schick die Energie beim Ausatmen besonders dorthin, wo du dich krank fühlst, wo du dir mehr Gesundheit wünschst – und mach mehrere dieser tiefen Atemzüge.

Nun bei geschlossenen Augen die Hände ein paarmal kräftig zu Fäusten ballen und wieder öffnen, Arme und Beine kräftig bewegen, damit die Muskulatur angestrengt wird, dabei tief weiteratmen, den Körper recken und dehnen und zum Schluß die Augen weit öffnen. – –

Wenn Sie diese Vorstellungsübung im Liegen gemacht haben, so drehen Sie sich bitte jetzt langsam auf die Seite und setzen Sie sich auf. Bleiben Sie mit geöffneten Augen nun noch eine Weile ruhig sitzen. –

Aufgabenplan / Notizen

Auf dieser Seite können Sie sich Ihre Notizen machen und Vorsätze niederschreiben, was Sie in den Tagen bis zur nächsten Gruppen- bzw. Einzelsitzung für Ihre Gesundheit tun wollen und welche der bisher kennengelernten Übungen Sie wiederholen wollen.

1. Welche der bisherigen Übungen (AT, Vorstellungsübungen usw.) möchte ich in den nächsten Tagen besonders wiederholen?

2. An welchen Tagen und zu welcher Zeit werde ich dies tun?

3. Welche äußeren Störeinflüsse muß ich dabei besonders beachten bzw. ausschalten?

4. Wie kann ich das Wertvolle dieser Übungen in meinen Alltag einbeziehen?

Selbstkontrolle (kurz vor der nächsten Gruppensitzung auszufüllen):

5. Was von dem, was ich mir vorgenommen habe, konnte ich verwirklichen? und was nicht?

6. Was fiel mir besonders schwer, was besonders leicht?

7. Was hat mir große Freude gemacht?

8. Hatte ich mir zu viel vorgenommen?

9. Welche Zweifel sind mir gekommen? Und was will ich in der nächsten Sitzung fragen oder einbringen?

Platz für Notizen:

12. Konflikte

Schwerpunkte, Fragestellungen und Ziele dieser Trainingseinheit:

– Autogenes Training (AT): Gesamte Übung
– Konflikte belasten uns und verbrauchen viel Energie
– Schwelende, ungelöste Konflikte machen krank
– Konfliktverhalten wird an Vorbildern bzw. Modellen gelernt
– Wie sind meine Eltern mit Konflikten umgegangen?
– Was ist für mein heutiges Konfliktverhalten typisch?
– Es gibt Konflikte mit Anderen, aber auch in mir selbst
– Welches sind meine persönlichen „Konfliktthemen"?
– Mit welchem bestimmten Menschentyp habe ich häufig Konflikte?
– Was am Konfliktverhalten kann ich lernen und einüben?
– Kenne ich Vorbilder für konstruktives Umgehen mit Konflikten?
– Was sind unkonventionelle, kreative Konflikt-Lösungen?
– Im Konfliktgespräch sind nonverbale Signale wichtig
– Wie bereite ich ein Konfliktgespräch vor?
– Woher bekomme ich Unterstützung, um mein Ziel zu erreichen?
– Die Schwierigkeit, wenn der Andere keinen Konflikt sieht oder keine Veränderung will

Der methodische Ablauf:

1. Kurzer Austausch in der Gruppe über die vergangene Woche
2. Überblick über die heutigen Inhalte und methodischen Schritte
3. Autogenes Training (AT): Gesamte Übung
4. Austausch über die soeben gemachte AT-Übung
5. Körperbewegung: Herumgehen, Atmen, Lockern, Dehnen
6. Nonverbale pantomimische Übung zur Einführung in das Thema
7. Einführung in das Thema „Konflikte"
8. Schriftlich: Fragebogen A oder B oder C oder D
9. Gespräche in Kleingruppen (zu je drei Personen)
10. Vorstellungsübung zum Thema „Konflikte"
11. Malen zum Thema „Konflikte"
12. Erfahrungsaustausch in der Gesamtgruppe
13. Zum Abschluß ggf. Bewegung, Vorlesen eines Textes oder dgl.
14. Hausaufgabe: Aufgabenplan

(Dieser Ablauf ist nicht in einer Sitzung von zwei Stunden unterzubringen, daher sollte die Gruppenleitung Schwerpunkte setzen und das Thema ggf. auf mehrere Sitzungen verteilen. Auch muß mindestens eine Pause an geeigneter Stelle eingelegt werden).

Benötigte Materialien:

– Fragebogen A, B, C und D sowie Aufgabenplan (vervielfältigt)
– Text der Vorstellungsübung
– ggf. Text zum Vorlesen am Ende der Sitzung
– Kugelschreiber, Malsachen, ggf. Schreibunterlagen
– einige große Bögen Papier, Filzstifte
– ggf. Musikkassette zur Bewegung oder dgl.

Themen des Trainings, die mit diesem Thema in Verbindung stehen:

Lebensenergie, Vorsätze, Selbstvertrauen, Lebensfreude, Berater, Beziehungen, Kränkung, Lebensweg, Lebensplanung, Abwehrkraft

Einführung

Konflikte begleiten uns durch unser ganzes Leben. Mal müssen wir etwas mit uns selber austragen, mit uns selbst „ins Reine kommen", mal sind Andere beteiligt und wir sind herausgefordert, uns mit ihnen auseinanderzusetzen: im beruflichen und im privaten Leben, in Institutionen und in Beziehungen.

Konflikte haben oft mit Gefühlen zu tun, mit Gefühlen von Zorn und Bitterkeit, Mutlosigkeit, Niedergeschlagenheit oder Aggression. Und sie können uns krank machen, können uns den Lebensmut und die Freude an der Arbeit rauben. Ungelöste große Konflikte können uns den sachlichen Überblick einengen und zu folgenschweren, manchmal gewaltsamen Lösungsversuchen hinreißen.

Kaum einer von uns hat in seiner Schulzeit oder Ausbildung, in seiner Familie und seinem Freundeskreis gelernt, mit Konflikten umzugehen. Jeder versucht mehr oder weniger, damit „irgendwie" zurechtzukommen.

Dabei spielen nicht zuletzt diejenigen Erfahrungen eine Rolle, die wir in unserer Kindheit mit Konflikten bzw. überhaupt mit Auseinandersetzungen gemacht haben, welche Vorbilder und „Modelle" uns die Eltern oder andere wichtige Bezugspersonen dabei gegeben haben, wie also unsere eigene „Lerngeschichte" hinsichtl. Konfliktbearbeitung aussieht.

Konfliktverhalten ist soziales Verhalten und wird als solches erlernt. Als Kinder beobachten wir unsere Eltern, wie sie sich streiten oder dies unterdrücken oder vor den Kindern verbergen. Kinder spüren Unstimmigkeiten zwischen den Eltern und leiden daran, wenn sie nicht bereinigt werden. Kinder können erleben, daß offenes Austragen von Konflikten die Atmosphäre bereinigt und den Zusammenhalt von Vater und Mutter nicht gefährdet – und sie werden später ebenfalls Konflikte offen austragen und dabei keine große Angst vor Verlust haben. Oder sie machen die Erfahrung, daß Meinungsverschiedenheiten nicht angesprochen und bearbeitet werden und erleben die Stimmung dauernd als unfrei und bedrückend: sie lernen, daß Konflikte etwas Bedrohliches und Gefährliches sind. Im einen Fall wird ein konfliktbereiter Mensch heranwachsen, der einen belastenden Sachverhalt anspricht und sich aktiv um seine Bereinigung bemüht, im anderen Fall ein ausweichender, konfliktängstlicher Mensch, der stumm unter Unstimmigkeiten leidet.

Diese erlernten Muster haben viel mit unserer Gesundheit und Lebenszufriedenheit zu tun: Ein eher konfliktbereiter, bei Meinungsverschiedenheiten aktiver Mensch regt sich zwar öfter auf als ein ausweichender und konfliktängstlicher, wird aber statistisch gesehen seltener an psychosomatischen Störungen (Magen-, Herz-, Verdauungsbeschwerden, Schlafstörungen usw.) leiden, seltener krank oder depressiv sein. Der eher ausweichende und konfliktängstliche Mensch ist in seiner Gesundheit störanfälliger und labiler, sucht häufiger einen Arzt auf und neigt eher zu Selbstzweifeln und Niedergeschlagenheit.

Ebenso, wie wir diese Verhaltensweisen im Umgang mit Konflikten in unserer Sozialisation erlernt haben, lassen sie sich auch nach den gleichen Lerngesetzen „um"-lernen, etwa durch Vorbildlernen (positive Modelle), durch Rollenspiele, formelhafte Vorsätze, durch Aufstellen eines eigenen Übungskatalogs mit aufsteigender Schwierigkeit, durch Ausprobieren, durch mentale Zielvorstellungen (s. Vorstellungsübung), durch Suchen ungewohnter, überraschender und unerwarteter Lösungen usw. Es ist ein langwieriger erneuter Lernprozeß nötig, diese erworbenen Muster aus der Kindheit zu korrigieren und sich als Erwachsener ein anderes Verhaltensmuster zu erarbeiten. Langwierig auch deshalb, weil es ja gerade unsere Ängste sind (Angst vor Verlust des anderen Menschen oder seiner Liebe und Anerkennung), gegen die wir das neue Verhalten ausprobieren sollen. Solange uns eigene konkrete Erfahrungen und Erlebnisse fehlen, daß offen angegangene Konflikte zu einer befriedigenden Lösung und nicht in die Katastrophe führen, solange werden wir Angst vor dem neuen Verhalten haben. Von besonderer Wichtigkeit wird hier die Unterstützung durch nahestehende Menschen sein, die ihren Beistand und ihre Geduld einbringen.

Ebenfalls aus der eigenen persönlichen Lerngeschichte kennt wohl jeder seine besonderen Schwachstellen, seine „Achillesferse", sein ganz individuelles „Reizthema". Ist es für den Einen ein äußeres Merkmal, etwa die lange

Nase oder die kleine Gestalt, sind es für den Anderen Charakterzüge wie besondere Sparsamkeit oder Verschwendung, ungeduldiges Aufbrausen oder belehrendes Von-Oben-Herab. Häufig entstehen Konflikte, indem zwei Menschen aneinandergeraten, die, was ihre Konfliktbereitschaft betrifft, gleichsam wie Schlüssel und Schlüsselloch zueinander passen: Gerade das, was den Einen so sehr nervt und immer schon genervt hat, zeigt der Andere in besonders ausgeprägtem Maße. Menschen, die sich gegenseitig in einer solchen konflikthaften Umklammerung festhalten, sind gewissermaßen in den Sog gegenseitiger Verletzungen geraten, indem sie sich auf die Schwachstellen des Anderen eingeschossen haben.

Dabei kann eine Rolle spielen, daß wir häufig im Anderen etwas ablehnen, was wir an uns selbst gut kennen und besonders heftig ablehnen. Dann ist es viel leichter, es am Anderen als an uns selbst zu bekämpfen, weil das eigene Selbstbild dann nicht beschädigt zu werden braucht.

Ich sagte bereits, daß wir nirgendwo richtig lernen, mit Konflikten umzugehen, weder in der Schule noch in der Berufsausbildung, und daß sich jeder seine mehr oder weniger erfolgreichen Strategien bewußt oder unbewußt zusammensucht und ausprobiert.

Mit den folgenden Anregungen wird der Versuch unternommen, konkrete Hilfen bei der Bearbeitung oder Lösung eines Konflikts zu geben: In einer dreistufigen „Konflikt-Analyse" wird geklärt, welche **Ebenen** in dem konkreten Konflikt beteiligt sind und welches die hauptsächliche Konfliktebene ist, die mit den heftigsten Gefühlen verbunden ist. Wir fragen nach den **Zielen**, die wir als Konfliktlösung verwirklichen wollen und erkunden schließlich die **Bedingungen**, unter denen eine Lösung möglich wird. Wenn dies geschehen ist, schließt sich die konkrete Vorbereitung eines u.U. notwendigen Konfliktgesprächs an.

Konflikt-Analyse

1. **Ebenen-Analyse**: Auf welchen verschiedenen Ebenen ist mein Konflikt angesiedelt? Auf welcher der beteiligten Ebenen ist er in erster Linie wirksam? (z.B.: hierarchisch, weltanschaulich, geschlechtsspezifisch, generationsmäßig, intraindividuell oder interpersonell, organisatorisch, inhaltlich-fachlich usw.)

Die Ebenen-Analyse hat das Ziel, diejenige Konfliktebene herauszufinden, auf der der Konflikt ganz besonders aktiv ist. Um diese Ebene zu identifizieren, muß ich mich fragen, welches meine heftigsten Gefühle in diesem Konflikt sind. Die Antwort auf diese Frage ist ein Hinweis auf die gesuchte, hauptsächlich beteiligte Konfliktebene. Nur wenn der Konflikt auf dieser Ebene bzw. unter Berücksichtigung dieser Ebene bearbeitet wird, besteht die Chance einer befriedigenden Lösung.

2. **Ziel-Analyse**: Was will ich erreichen? Was will der Andere von mir? Was will ich haben, verändern? Wie soll die Lösung des Konflikts aussehen? Mit welchem Grad der Lösung (Kompromiß) wäre ich einverstanden? Fallen mir vielleicht ganz andersgeartete und unkonventionelle Lösungen ein?

Das Ergebnis dieses zweiten Schrittes ist eine möglichst klare Festlegung meines Zieles (formulieren meines „Zielsatzes") hinsichtlich meiner Konfliktlösung. Das von mir angestrebte Ziel wird immer auf der im ersten Schritt (Ebenen-Analyse) identifizierten Ebene liegen müssen.

3. **Bedingungs-Analyse**: Ist mein Ziel realistisch? Hat es der Andere überhaupt in der Hand, mir meine erstrebte Lösung zu verschaffen? Wenn nicht, wer dann? Welches ist der richtige Zeitpunkt für mein Vorgehen? Welche äußeren Bedingungen (Raum, Tageszeit usw.) muß ich beachten? Woher bekomme ich Unterstützung? Kann vielleicht, wenn ich mein Ziel erreicht habe, ein noch größerer Konflikt entstehen? Sind andere Menschen durch die Veränderung betroffen, die dann unzufrieden werden?

Das Ziel dieses dritten Schrittes ist es, nach den Voraussetzungen, Bedingungen und Konsequenzen der von mir angestrebten Konfliktlösung zu fragen – ebenfalls mit der Absicht, die gefundene Lösung so stabil und dauerhaft wie möglich zu machen. Unter Umständen muß das Ergebnis der Ziel-Analyse (siehe zweiter Schritt) aufgrund der Bedingungsanalyse korrigiert werden.

Vorbereitung und Gestaltung eines Konfliktgesprächs

Unter der Voraussetzung, daß die oben dargestellten drei Schritte der Konflikt-Analyse durchlaufen wurden, habe ich meine Ziele bzw. Wünsche an den Anderen klar vor Augen. Das nun folgende Konfliktgespräch ist diejenige soziale Situation, meine Ziele oder Veränderungswünsche dem Gegenüber vorzubringen und möglichst eine erwünschte Lösung (gemeinsam oder vom Anderen) zu erreichen.

Es hat sich als sehr hilfreich erwiesen, das eigentliche Hauptanliegen, das wichtigste eigene Ziel, in einen klaren knappen Satz zu bringen und sich diesen Satz aufzuschreiben. Vielleicht formuliere ich unter Hinzuziehung von vertrauten Personen solange, bis dieser Satz mein Hauptanliegen präzise ausdrückt. Diesen Satz lerne ich auswendig. Ich nehme mir vor, diesen Satz im Verlauf des Konfliktgesprächs mindestens dreimal wörtlich der anderen Person zu sagen.

Der Vorteil einer solchen vorherigen Vorbereitung liegt darin, daß ich in einem vielleicht hitzigen und erregten Wortwechsel klar bei meiner Absicht bleiben kann, wenn ich mich entsprechend vorbereitet habe. Der Andere wird, wenn ich meinen Zielsatz wiederholt wörtlich vorbringe, nicht umhin können, ihn und damit mein wirkliches Anliegen, auch bewußt aufzunehmen.

Zur Vorbereitung gehört ferner, mir bestimmte Dinge vorzunehmen, die vielleicht auch mit Eigenheiten der anderen Person zu tun haben: z.B. mich nicht durch Ironie, häufiges Ins-Wort-Fallen oder Erinnern an frühere Fehler („Schnee vom letzten Jahr") provozieren oder verunsichern zu lassen, sondern ruhig und mit normaler Stimme mein Ziel zu verfolgen. Ich nehme mir vor, das Gespräch möglichst nur auf diejenige Konfliktebene zu konzentrieren, die mir derzeit die wichtigste ist – mich also nicht vom Gegenüber auf andere „Nebenschauplätze" hinüberziehen zu lassen. Auch kann es notwendig und für die Zukunft wichtig sein, meta-kommunikativ eine bestimmte störende Art und Weise des Kontakts anzusprechen, die für mich unannehmbar ist: etwa wenn der Vorgesetzte bei einem solchen Gespräch in irgendwelchen Akten blättert und unaufmerksam ist, während wir doch dieses Gespräch vorher vereinbart hatten. Zur Vorbereitung können auch Überlegungen bezüglich äußerlicher Dinge wie Zeitpunkt, Ort und Dauer des Gesprächs, eigenes äußeres Erscheinungsbild (Kleidung, Frisur usw.) wichtig sein.

Oft sind wir bei der Suche nach einer Lösung beeinflußt von unseren heftigen Gefühlen. Aus einer Gekränktheit heraus sehen wir die Lösung zunächst nur darin, den Anderen zu blamieren, ihn zu „überwinden", ihn zum Nachgeben zu bringen, ihm ein lange verweigertes Zugeständnis abzuringen oder dgl. Diese Strategie bedeutet: ich setze ein hohes Maß an Kraft und Energie ein, um gegen den Widerstand des Anderen meine Forderung mit Macht durchzusetzen. Damit ist zwar fürs erste mein Selbstgefühl befriedigt, ich habe mir Genugtuung und vielleicht „mein gutes Recht" verschafft – aber wahrscheinlich habe ich mir einen Feind gemacht, der von nun an auf seine Stunde wartet.-

Könnten nicht vielleicht ganz unkonventionelle, unerwartete, phantasievolle und damit überraschende Einfälle eine nachhaltigere Entspannung und Lösung bringen, verbunden mit der Chance, im Anderen, wenn nicht einen Freund, so doch einen wohlgesonnenen Menschen gewonnen zu haben?

Das kann schon damit beginnen, daß ich mich in die Lage des Anderen versetze: Wenn es sich um berufliche Differenzen handelt: Welchen Zwängen ist mein Gegenüber seinerseits ausgesetzt? Hat er vielleicht Grund, um seine Stellung, sein Ansehen besorgt zu sein? Ist er vielleicht „von oben" zu mehr Strenge und Konsequenz aufgefordert worden?

Oder ich entspanne mich, mache im Schulter-Nackenbereich kreisende Bewegungen und insbesondere auch im Gesicht lockernde Grimassen, hier besonders im Stirn- und Augenbrauenbereich (denn hier sitzen unsere „erzürnten Rachegeister", die unsere phantasievollen Gedanken und schöpferischen Einfälle so gern in eisernen Fesseln gefangenhalten) und öffne mich damit innerlich für neue Möglichkeiten. Die Suche nach meinen Zielen kann somit auch zu einer inneren Bereitschaft für ganz neue und unerwartete Einfälle führen. Wir suchen unseren Ausweg allzu oft nur immer in einer bestimmten Richtung und sind überrascht, wie bereichernd und befreiend manche Einfälle sein können, die uns plötzlich auf ganz neue Lösungswege führen.

Im konkreten Konfliktgespräch selbst sind wichtig: Eigene Körperhaltung, Sitzen oder Stehen, Blickkontakt, eigene tiefe und regelmäßige Atmung, Lockerung von Bauch, Schultergürtel und Gesicht, gestisch beweglich bleiben, die eigene Stimme bewußt einsetzen, den eigenen „Zielsatz" wiederholt vorbringen, sich nicht verhärten und keine Drohgebärden machen, mit ruhiger und fester Stimme sprechen und vielleicht selbst das Ende des Gesprächs bestimmen. Bedenken wir auch, daß das gemeinsame Finden einer Lösung oder eines Ausweges besser und dauerhafter ist als der anderen Person mit Macht eine augenblickliche Lösung abzuringen. Ferner: Ich erinnere mich mehrmals während des Gesprächs, daß ich sachlich und ruhig bleibe.

Es kann von großem Nutzen sein, sich einmal zwei Listen mit konkreten Verhaltensweisen zu erstellen: einmal Verhaltensweisen, die eine Konfliktlösung erschweren bzw. blockieren, zum anderen Verhaltensweisen, die eine Konfliktbearbeitung voranbringen. Eine solche kleine Übung bereichert die eigenen Lösungsmöglichkeiten und begünstigt die Erweiterung unseres Verhaltensspielraums.

Das oben dargestellte dreistufige Schema der Konfliktbearbeitung soll an einem **Beispiel** erläutert werden: Herr K., 33 Jahre alt, verheiratet, zwei kleine Kinder, ist Einsatzleiter in einer ambulanten Altenpflegestation. Er berichtet, daß er einen heftigen Konflikt mit einer Kollegin habe, die gleichzeitig seine Stellvertreterin ist, Frau M., 28 Jahre alt. Der Konflikt äußert sich in der Weise, daß die beiden so gut wie gar nicht miteinander sprechen können, ohne daß Frau M. spitze, ironische und abfällige Bemerkungen über Herrn K. macht. In Teambesprechungen werden durch Frau M. fast alle Äußerungen und Vorschläge, die Herr K. macht, abgelehnt und mit Spott beantwortet. Herr K. berichtet, daß dies seit eineinhalb Jahren, seit sie zusammenarbeiten, so ist und daß er schon eine deutliche Verunsicherung bei sich bemerke, was die Wahrnehmung seiner Einsatzleiterfunktion betrifft.

Es stellt sich heraus, daß Frau M., bevor sie vor eineinhalb Jahren zu ihrer jetzigen Arbeitsstelle kam, als leitende Stationsschwester in einem Krankenhaus gearbeitet und sich dann um die Stelle der Einsatzleitung bei ihrem jetzigen Arbeitgeber beworben hatte. Diese Stelle war ihr von der Geschäftsführung auch so gut wie zugesagt worden, dann jedoch wurde Herr K. auf diese Stelle berufen und Frau M. mußte sich mit der Stellvertretung zufriedengeben. Frau M. ist alleinerziehende Mutter.

Ebenenanalyse: möglicherweise beteiligte Ebenen sind: geschlechtsspezifische Ebene (Mann – Frau), hierarchische Ebene (er ist Vorgesetzter – sie ist Stellvertretung), betriebsinterne Ebene (Frau M. fühlt sich durch die Geschäftsführung getäuscht), Fachkompetenz (wer von beiden ist höher qualifiziert?), soziale Ebene (alleinerziehende Mutter – verheirateter Familienvater) usw.

Nach seinen heftigsten Gefühlen in diesem Konflikt gefragt, sagt Herr K., daß es sowohl Traurigkeit und Ratlosigkeit, aber auch zunehmend Ärger und Zorn sei.

Es wird weiter besprochen, daß Frau M. offenbar eine Reihe von Kränkungen erfahren hat, mit denen sie noch nicht fertig ist. Ferner wird gemutmaßt, daß Herr K. hier offenbar stellvertretend für andere (Männer?) eine geballte Ladung Enttäuschung abbekommt.

Es wird deutlich, daß für Herrn K. zwei Ebenen besonders wichtig sind, auf denen er eine Lösung suchen will: die hierarchische und die soziale Ebene.

Zielanalyse: Gefragt, welche Ziele er hinsichtlich einer Lösung hat, sagt Herr K.: „Ich möchte mich in meiner Vorgesetztenfunktion nicht länger durch Frau M. verunsichern lassen" (hierarchische Ebene) und „Sie soll ihren Frust nicht an mir auslassen" (soziale Ebene).

Aufgefordert, nach weiteren Zielvorstellungen zu suchen, sagt Herr K.: „Sie ist sicher eine hochqualifizierte Frau, vielleicht frag ich sie mal nach ihrer früheren Arbeit als Stationsleiterin, oder ich sag ihr mal, daß ich ihre Enttäuschung wegen der Vertreterstelle verstehen kann und daß ich selbst die Stelle ja gar nicht haben wollte, sondern daß sie mir angeboten wurde und daß ich auch von ihrer Bewerbung nichts wußte. Ich könnte ihr auch anbieten, mich umzuhören, wo bald evtl. wieder eine Einsatzleiterstelle zu besetzen ist und es ihr umgehend sagen."

Bedingungs-Analyse: Gefragt, wann er ihr dies demnächst sagen werde, antwortet er, daß sie in vierzehn Tagen einen gemeinsamen Betriebsausflug machen und daß er sie spätestens bei dieser Gelegenheit ansprechen werde.- (Die Gruppe, in der dieser Fall berichtet wurde, sammelte noch eine Menge ausgefallener und origineller Lösungsideen, die z.T. sehr amüsant waren und Herrn K. als Geschenk und zur Erinnerung überreicht wurden).- Soweit dieses Beispiel.

Auch sogenannte intrapersonale Konflikte, z.B. schwierige Entscheidungen, die jemand in sich selbst und mit sich selbst austragen muß, können durch diese Vorgehensweise zu einer Klärung oder Lösung geführt werden. –

Zur Durchführung dieser Trainingseinheit noch folgende methodische Anregungen: Die vier verschiedenen Fragebogen ermöglichen unterschiedliche Schwerpunkte in der Gruppen- bzw. Einzelarbeit. Die Gruppenleitung wird in Absprache mit den Teilnehmern eine Auswahl treffen.-

Wenn in der Einführung durch die Gruppenleitung das obige dreistufige Schema der Konfliktbearbeitung vorgestellt wurde, bietet sich an, den Fragebogen A und die Vorstellungsübung einzusetzen, da sich beide auf dieses Schema beziehen.-

Beim Malen zu diesem Thema habe ich gute Erfahrungen mit dem Hinweis an die Teilnehmer gemacht, sie sollen das Blatt in zwei Hälften aufteilen und auf der einen Hälfte den Konflikt darstellen, der sie derzeit am meisten belastet – und auf der anderen Blatthälfte die von ihnen angestrebte Lösung. –

Als nonverbal-pantomimische Übung setze ich bei diesem Thema gern folgende Paar-Übung ein: Jeder in der Gruppe sucht sich einen, physisch gesehen, etwa gleich starken Partner. Die Paare stellen sich zusammen und legen fest, wer von beiden A und wer B ist (bei ungerader Teilnehmerzahl mache ich mit). Die As verlassen den Gruppenraum und warten draußen. Die Bs erhalten folgende Anweisung: Konflikte sind oft wie ein Kräftemessen; der Eine versucht den Anderen mit Kraft zu der Stelle hinzudrücken, wohin er ihn haben will. Ich kann aber mein Ziel auch durch „Nachgeben" erreichen: Ich arbeite mit der Kraft und Energie des Anderen und lenke sie durch Nachgeben zu meinem Ziel. Den im Raum zurückgebliebenen Bs sage ich, sie sollen sich im Gruppenraum einen Zielpunkt aussuchen, an dem sie am Ende der Paarübung stehen wollen. Zu diesem Zielpunkt sollen sie durch „Nachgeben" gelangen. Demonstration: Zwei legen ihre Handflächen aneinander und schieben sich gegenseitig mit Kraft vorwärts; einer von beiden gibt dabei etwas nach, setzt also nicht seine volle Kraft ein, so daß der Partner vorwärtskommt. Unmerklich lenkt der Nachgebende auf diese Weise den Partner, allmählich rückwärtsweichend, zu seinem Zielpunkt.- Dann werden die As hereingerufen und die Übung beginnt mit der Instruktion an alle: „Konflikte sind oft wie ein Kräftemessen; der Eine versucht den Anderen mit Kraft zu der Stelle hinzudrükken, wohin er ihn haben will. Sie werden jetzt mit dem Partner/der Partnerin Ihre Hände aneinanderlegen und versuchen, sich gegenseitig mit Kraft wegzuschieben. Jeder soll versuchen, den Anderen mit großer Kraft vorwärtszuschieben. Mal sehen, wer sich durchsetzt und wohin das führt." – Danach paarweise und gemeinsam Nachbesprechung dieser Übung.

Konflikte

Fragebogen A

1. Welcher Konflikt belastet mich derzeit am meisten?

2. Welches Verhalten der anderen Person bzw. welche konkrete Situation, bezogen auf diesen Konflikt, löst bei mir die heftigsten Gefühle aus?

3. Welches Ziel habe ich? – Wie soll aus meiner Sicht eine Lösung dieses Konflikts aussehen?

4. Hier schreibe ich mir mehrere ganz originelle und unkonventionelle Lösungen dieses Konflikts auf:

5. Wie lautet mein „Zielsatz", den ich der anderen Person demnächst sagen werde?

6. Welches sind die Bedingungen, damit ich mein Ziel erreichen kann bzw. damit wir unseren gemeinsamen Konflikt lösen können?

Konflikte

Fragebogen B

1. Wie sind meine Eltern (oder sonstige wichtige Bezugspersonen meiner Kindheit) mit Konflikten umgegangen?

2. Wie ist es mir damals körperlich und seelisch bei Konflikten ergangen?

3. Welcher Konflikt in meiner Kindheit war für mich insgesamt der belastendste?

4. Welches Konfliktverhalten in meiner Herkunftsfamilie habe ich in meine heutige Gegenwart übernommen?

5. Was möchte ich daran ggf. ändern?

Konflikte

Fragebogen C

1. Welcher konkrete Konflikt mit einer bestimmten Person in meinem **privaten** Leben belastet mich z.Zt am meisten?

2. Was ist für mich bei diesem Konflikt das Schwierigste und Belastendste?

3. Welcher konkrete Konflikt mit einer bestimmten Person aus meinem **beruflichen** Leben belastet mich z.Zt am meisten?

4. Was ist für mich bei diesem Konflikt das Schwierigste und Belastendste?

5. Wie bin ich bisher im allgemeinen mit Konflikten umgegangen?

6. Wie möchte ich in Zukunft, vielleicht anders als bisher, mit Konflikten umgehen?

Konflikte

Fragebogen D

1. Wenn wir länger in dieser Gruppe zusammen wären, welche Konflikte würden für mich hier entstehen?

2. Mit welcher Person (oder welchen Personen) aus unserer Gruppe würde ich früher oder später einen Konflikt bekommen, und zwar welchen?

3. Welche Möglichkeiten habe ich, schon jetzt etwas zur Bearbeitung dieses Konflikts zu tun?

4. Erinnert mich dieser Konflikt an Konflikte mit bestimmten Personen meiner häuslichen oder beruflichen Umgebung?

Vorstellungsübung: Konflikte

In der folgenden Vorstellungsübung werden verschiedene Gesichtspunkte des heutigen Themas angesprochen. Wählen Sie das für sich aus, was Sie besonders anspricht und lassen Sie das andere beiseite. –

Setze oder lege dich bequem und locker hin und schließe die Augen. Verändere solange deine Haltung oder deine Lage, bis du ganz bequem und entspannt sitzt oder liegst.

Schließe die Augen und beachte, wie dein Gewicht auf deine Unterlage drückt. Dein ganzer Körper ist entspannt und ruhig. Deine Stirn und der Bereich um deine Augen ist locker und entspannt. Deine Gesichtszüge sind ganz locker und entspannt.

Dein ganzer Körper ist angenehm schwer und warm, dein Schultergürtel ist ganz entspannt und alles um dich herum ist jetzt völlig gleichgültig.

Du mußt jetzt überhaupt nichts leisten. Gib dich diesem Zustand der Entspannung einfach hin – genieße ihn und laß dir Zeit.

Spüre, wie du dich bei jedem Ausatmen immer tiefer entspannst. Genieße deine tiefen Atemzüge. Genieße deinen Zustand der Entspannung so intensiv wie möglich.

Laß deine Gedanken kommen und gehen, hänge ihnen einfach nach – und laß einfach alles geschehen. Genieße die Ruhe und Entspannung so intensiv wie möglich.

Gehe dann mit deiner Aufmerksamkeit zu dem Konflikt, der dich zur Zeit am meisten belastet. Stelle dir die Person, mit der du diesen Konflikt hast, so deutlich wie möglich vor.

Mache dir insbesondere die Gefühle bewußt, die du zur Zeit dieser Person gegenüber hast. Welches ist dabei dein intensivstes Gefühl? Versuche zu spüren, welches Gefühl am heftigsten in dir ist, sobald du an die betreffende Person denkst.

Und dann frage dich: Welches Ziel möchte ich erreichen, damit dieser Konflikt für mich aus der Welt geschafft ist? Welche Lösung dieses Konflikts wünsche ich mir am allermeisten? Welche Lösung ist für mich die richtige? –

Vielleicht fallen dir bei diesen Fragen auch ganz originelle, schöpferische und phantasievolle Lösungen oder Auswege ein: öffne dich diesen spielerischen Einfällen und nimm sie als Geschenke deiner Phantasie einfach an.

Und nun – gehe in deiner Phantasie wieder an deinen Ort der Ruhe und Kraft. Male dir in deiner Vorstellung diesen Ort aus, seine Farben, seine Geräusche, die Gerüche, die Besonderheiten dieses Ortes. Nimm dies alles intensiv wahr und laß dir Zeit dabei.

Und indem du dich an deinem Ort der Ruhe und Kraft befindest, laß noch einmal deine Ideen und deine Phantasie so frei und ungebunden wie irgend möglich spielen: Öffne dich für weitere Lösungsmöglichkeiten deines Konflikts, für ganz originelle und neue Einfälle. Spiele einfach in deiner Phantasie viele verschiedene Lösungsmöglichkeiten durch, ungewöhnliche und komische, spielerische und kindliche, auf die du bisher noch gar nicht gekommen bist. Laß dir Zeit dabei.- Ich werde jetzt für eine Weile aufhören, zu dir zu sprechen, damit du dich ungestört deinen Einfällen überlassen kannst. Wenn du meine Stimme wieder hörst, wird es angenehm für dich sein. –

Und nun – frage dich, unter welchen Bedingungen du dein Ziel tatsächlich erreichen kannst – und wer dich bei der Verwirklichung deines Zieles unterstützen kann. Versuche, jetzt, in dieser Übung, für dich zu einem Entschluß zu kommen und laß dir Zeit.

Mache dir nun noch einmal bewußt, welchen konkreten Entschluß du soeben in dieser Übung gefaßt hast. –

Laß dir nun Zeit, das noch einmal nachzuerleben, was du in dieser Vorstellungsübung erlebt und erfahren hast. –

Stelle dich nun allmählich darauf ein, diese Übung bald zu beenden.

Und dann beende diese Übung in der folgenden Reihenfolge: Die Augen bleiben noch geschlossen – wende dich deiner Atmung zu und stelle dir vor, wie du jedesmal beim Einatmen Kraft und Energie in dich aufnimmst, was immer du darunter verstehst. Fülle einfach deine Lungen mit einem Gefühl von Kraft und Gesundheit.

Stelle dir vor, wie beim Ausatmen dieses Gefühl von Kraft und Gesundheit in deinen ganzen Körper fließt mit dem Satz: „Ich fühle mich wohl". Wiederhole mehrere Male solche tiefen Atemzüge.

Nun atme so ein, daß sich zuerst der Bauch vorwölbt und sich deine Lungen von unten nach oben mit Luft füllen. Halte den Atem vielleicht einige Sekunden an, bevor du wieder ausatmest – und atme so kräftig, daß deine Atemzüge hörbar werden.

Nun bei geschlossenen Augen die Hände mehrere Male zu Fäusten ballen und wieder öffnen und dabei tief und kräftig weiteratmen.

Dann bei geschlossenen Augen die Arme kräftig im Ellenbogen beugen und strecken, so daß die Muskulatur angestrengt wird. Tief atmen, den Körper recken und dehnen und ganz zuletzt die Augen weit öffnen.

Mache dir nun bewußt, in welchem Raum du dich befindest, und laß dir Zeit, in deiner Gegenwart richtig anzukommen. – –

Wenn Sie diese Vorstellungsübung im Liegen gemacht haben, so drehen Sie sich bitte jetzt langsam auf die Seite und setzen Sie sich auf. Bleiben Sie mit geöffneten Augen nun noch eine Weile ruhig sitzen. –

Aufgabenplan / Notizen

Auf dieser Seite können Sie sich Ihre Notizen machen und Vorsätze niederschreiben, was Sie in den Tagen bis zur nächsten Gruppen- bzw. Einzelsitzung für Ihre Gesundheit tun wollen und welche der bisher kennengelernten Übungen Sie wiederholen wollen.

1. Welche der bisherigen Übungen (AT, Vorstellungsübungen usw.) möchte ich in den nächsten Tagen besonders wiederholen?

2. An welchen Tagen und zu welcher Zeit werde ich dies tun?

3. Welche äußeren Störeinflüsse muß ich dabei besonders beachten bzw. ausschalten?

4. Wie kann ich das Wertvolle dieser Übungen in meinen Alltag einbeziehen?

Selbstkontrolle (kurz vor der nächsten Gruppensitzung auszufüllen):

5. Was von dem, was ich mir vorgenommen habe, konnte ich verwirklichen? und was nicht?

6. Was fiel mir besonders schwer, was besonders leicht?

7. Was hat mir große Freude gemacht?

8. Hatte ich mir zu viel vorgenommen?

9. Welche Zweifel sind mir gekommen? Und was will ich in der nächsten Sitzung fragen oder einbringen?

Platz für Notizen:

13. Krankheitsgewinn

Schwerpunkte, Fragestellungen und Ziele dieser Trainingseinheit:

– Autogenes Training (AT): Vertiefungstechnik III üben

– Krankheit als Möglichkeit eines legitimen Rückzugs

– Krankheit – eine stärkende Krise für Körper und Seele

– Krankheit als Mittel, Zuwendung zu erhalten

– Krankheit als Machtinstrument, etwas durchzusetzen

– Kann mir eine Krankheit überhaupt einen „Gewinn" bringen?

– Krankheit als Chance für einen Neubeginn

– Was ist mit „Botschaft" einer Krankheit gemeint?

– Wie lerne ich die „Botschaft" meiner Krankheit verstehen?

– Nicht jede Krankheit hat seelische Ursachen

– Ein Kranker soll sich nicht „schuldig" an seiner Krankheit fühlen

Der methodische Ablauf:

1. Kurzer Austausch in der Gruppe über die vergangene Woche
2. Überblick über die heutigen Inhalte und methodischen Schritte
3. Autogenes Training (AT): Vertiefungstechnik III üben
4. Austausch über die soeben gemachte AT-Übung
5. Körperbewegung: Herumgehen, Atmen, Lockern, Dehnen
6. Nonverbale Übung zur Einführung in das Thema
7. Einführung in das Thema „Krankheitsgewinn"
8. Schriftlich: Fragebogen
9. Vorstellungsübung zum Thema „Krankheitsgewinn"
10. Malen zum Thema „Krankheitsgewinn"
11. Gespräche in Kleingruppen (zu je drei Personen)
12. Erfahrungsaustausch in der Gesamtgruppe
13. Zum Abschluß ggf. Bewegung, Vorlesen eines Textes oder dgl.
14. Hausaufgabe: Aufgabenplan

(Dieser Ablauf ist nicht in einer Sitzung von zwei Stunden unterzubringen, daher sollte die Gruppenleitung Schwerpunkte setzen und das Thema ggf. auf zwei Sitzungen verteilen. Auch muß mindestens eine Pause an geeigneter Stelle eingelegt werden).

Benötigte Materialien:

– Fragebogen sowie Aufgabenplan (vervielfältigt)

– Text der Vorstellungsübung

– ggf. Text zum Vorlesen am Ende der Sitzung

– Kugelschreiber, Malsachen, ggf. Schreibunterlagen

– ggf. Musikkassette zur Bewegung oder dgl.

Themen des Trainings, die mit diesem Thema in Verbindung stehen:

Ort der Ruhe, Lebensenergie, Vorsätze, Selbstvertrauen, Grundbedürfnisse, Berater, Beziehungen, Konflikte, Trennung-Tod, Lebensplanung

Einführung

Welchen Gewinn sollte uns wohl eine Krankheit bringen? Sind es nicht ausnahmslos unangenehme Begleitumstände, mit denen wir im Krankheitsfall belastet sind? (Das Thema „Krankheitsgewinn" wollen wir hier in der Hauptsache auf solche Krankheiten beziehen, die eine deutliche psychische Komponente haben, z.B. die sogenannten psychosomatischen Erkrankungen – und nicht so sehr auf weitgehend körperliche und chronische sowie psychiatrische Erkrankungen).

Die Vorstellung, daß eine Krankheit auch Vorteile, auch einen „Gewinn" mit sich bringen kann, weisen viele Menschen weit von sich: Schmerzen, Unwohlsein, Schwäche oder Übelkeit sind allzu vorherrschende Mißempfindungen, als daß für eine solche Betrachtungsweise noch Platz im Bewußtsein wäre.

Denken wir aber an die eigene Schulzeit zurück: wie wir vielleicht vor bestimmten Klassenarbeiten uns „krank" fühlten und zuhause blieben oder uns das Gesicht mit etwas Kreide blaß machten, um die letzten beiden Schulstunden nach Hause gehen zu können (und in Wirklichkeit war ich zum Fußballspielen verabredet).

Wohl jeder ist in seiner Kindheit einmal krank gewesen und hat erfahren, wie Eltern, Großeltern und Geschwister darauf eingingen. Eltern reagieren sehr unterschiedlich auf die Erkrankung eines Kindes: Das Kind bekommt seinen Lieblingspudding, darf im Bett der Eltern schlafen, wird umsorgt und umhegt, bekommt Geschichten vorgelesen und eine Wärmflasche auf den Bauch, Besuche kommen und fragen besorgt nach dem kleinen Patienten – oder aber das Kind wird eher mit kalter Teilnahmslosigkeit sich selbst überlassen, erfährt Ungeduld oder sogar Vorwurf, vielleicht sogar barsche Aufforderung, sich „nicht so anzustellen". Geschlechtsspezifisch finden diese Prozesse noch mit unterschiedlicher Gewichtung statt, indem Jungen noch intensiver zu „Stärke" erzogen werden als Mädchen.

Entsprechend solcher Erfahrungen wird der Erwachsene später entweder eine Erkrankung ohne schlechtes Gewissen hinnehmen und vielleicht als eine Möglichkeit des Kraftschöpfens ansehen und annehmen, oder er wird voller Selbstvorwürfe darunter leiden, wird sich gegenüber jedermann entschuldigen und sich seines „Versagens" schämen.

In unserer westlichen Kultur der Hochleistung ist Krankheit eher verbunden mit Vorstellungen von „Ausfall", „Fehler gemacht haben", „Zeit verlieren", „eigenes Versagen" und „nicht Schritt halten können". Diese Bewertungen von Krankheit, eigener wie fremder, sind Ausdruck unserer gegenwärtigen modernen Normen und Überzeugungen, die wir in unserer Sozialisation entwickeln und an die verschiedensten Lebensbereiche anlegen, demzufolge auch an Belange eigener Gesundheit und Krankheit: Krankheit darf entweder gar nicht erst auftreten bzw. muß, wenn doch, entschuldigt und schnellstmöglich wieder zugunsten der eigenen Funktion und Leistung überwunden werden.

Der Begriff „Krankheitsgewinn" soll in dieser Trainingseinheit in einem mehrfachen Wortsinn gebraucht werden:

– Krankheit gibt uns die Möglichkeit, einer derzeit schweren Lebenssituation auszuweichen. Der überlastete Mensch kann der Vielzahl von Anforderungen nicht mehr nachkommen, sein gesamtes körperlich-seelisches System verlangt nach Regeneration, nach der Möglichkeit, sich zu besinnen und wieder zu stärken; Krankheit somit als notwendiges zeitweises Aussteigen aus dem krankmachenden Umfeld, um den Anforderungen danach wieder gewachsen zu sein.

– Wer als Kind die Erfahrung gemacht hat, daß die Zuwendung anderer Menschen recht leicht zu erhalten ist, wenn man krank im Bett liegt, wird auch später gelegentlich zu diesem Mechanismus greifen: Das besorgte Kümmern eines Mitmenschen tut gut, und was früher der Pudding und das Streicheln waren, sind jetzt Blumen, Pralinen und gute Wünsche. Hier wird Krankheit bewußt oder nicht bewußt eingesetzt, das Bedürfnis nach Nähe und wertschätzender Zuwendung zu befriedigen. Diese Wünsche können dabei so tabuisiert und dem Bewußtsein entzogen sein, daß der Betreffende diese Erklärung entrüstet zurückweisen würde.

– Krankheit kann aber auch zu einem Machtinstrument in der Hand des Kranken werden. Die Herzschmerzen des Vaters, die drohende Migräne der Mutter können eine gesamte Familie in ihrer Interaktion nachhaltig bestimmen. Das Vermeiden offener Meinungsäußerungen durch die Familienmitglieder und die Angst vor den gesundheitlichen Folgen für die „Kranken" lassen die Macht deutlich werden, die in solchen Fällen wirksam wird. Das Erreichen und Durchsetzen bestimmter Ziele mittels Beschwerden oder mittels einer Krankheit sind, im Vokabular der Lernpsychologie ausgedrückt, „Verstärker" des Verhaltens und erhöhen die Wahrscheinlichkeit, daß es in Zukunft noch häufiger gezeigt wird.

- An verschiedenen Stellen dieses Trainings haben wir bereits davon gesprochen, daß eine Krankheit eine Chance sein kann, eigene Normen und Wertvorstellungen zu überdenken und zu korrigieren: Krankheit als eine Möglichkeit, sich zu besinnen und das eigene Leben künftig anders zu gestalten. In dieser Hinsicht sind Krankheiten häufig Wendepunkte im Leben eines Menschen: das Leben wird nach einer überstandenen Krankheit sinnvoller und reicher.

Wie können wir versuchen, aus einer Erkrankung einen wirklichen und vielleicht lebensverändernden Gewinn zu ziehen? Im Folgenden wird skizziert, welche Fragen und Überlegungen uns dabei helfen können:

1. Wir versuchen, uns die Bedürfnisse bewußt zu machen, die wir bisher indirekt über den Umweg der Beschwerden oder der Krankheit befriedigt haben. Diese Bedürfnisse stammen mit großer Gewißheit aus dem Bereich unserer „Grundbedürfnisse" (siehe dort): zu wenig Beachtung, Zuwendung und Wertschätzung, zu wenig Ruhe, Ausgleich und Erholung. Diese Grundbedürfnisse werden von uns häufig zugunsten von leistungsorientierten Zielen zurückgesteckt.

2. Wir überlegen, wie wir diese Bedürfnisse auch ohne den Umweg über „Krankheit" verwirklichen können:

   - Wie kann ich mir für mich selbst mehr Zeit nehmen?
   - Wie kann ich in meinem Alltag mehr „bei mir selbst" bleiben?
   - Wie und an wen kann ich Verantwortung abgeben?
   - Wie kann ich es erreichen, weniger zu arbeiten?
   - Wie kann ich mehr Zuwendung und Bestätigung erhalten?
   - Wie kann ich unabhängiger vom Urteil Anderer werden?

3. Wir setzen diese Erkenntnisse in Vorsätze um und arbeiten mit diesen Vorsätzen in unseren Entspannungsübungen. Ein solcher Vorsatz könnte z.B. lauten: „Ich nehme mir jeden Tag eine Stunde Zeit für mich" oder „Ich bin offen für Zuwendung und Zärtlichkeit" oder „Ich arbeite weniger".

4. Wir fragen uns, woher wir Unterstützung, Rat und Beistand bekommen können, unsere berechtigten Bedürfnisse und Forderungen in Zukunft nachdrücklicher zu vertreten und durchzusetzen. Scheuen wir uns nicht, in der Familie, im Freundes- oder Kollegenkreis Beistand anzufordern, wenn wir allein mit einer Belastung nicht fertigwerden. Wahrscheinlich empfinden Andere ähnlich und sind bereit, gemeinsam nach einer Lösung zu suchen.

Menschen, die niemals krank sind, neigen manchmal zu einer gewissen Unduldsamkeit und Härte Kranken, Schwachen und Behinderten gegenüber: Als würde eine moralische Dimension mitschwingen, bewerten sie jene leicht als minderwertig oder charakterschwach.

Eine eigene Krise, eine eigene Erkrankung kann uns durchaus menschlicher machen, kann uns von unserem „hohen Roß" herunterholen und ein nach außen gerichtetes Leben der Überaktivität und Leistung korrigieren. Korrigiert wird dabei auch ein unangemessen ausgeprägtes Selbstwertgefühl. Allgemeine Wertvorstellungen und eigene Lebensziele werden in Frage gestellt und Familie, Beziehungen, sinnvolle und erfüllende Beschäftigungen bekommen möglicherweise im künftigen Lebensabschnitt einen anderen Stellenwert. So gesehen kann uns eine Erkrankung neue Erlebnisbereiche erschließen, uns bereichern und zu größerer Lebensqualität führen.

Krankheitsgewinn

Fragebogen

1. Welche Lebensumstände gingen meiner Erkrankung kurzfristig und mittelfristig (bis zu einem Jahr) voraus?

2. Was hat mich in der Zeit vor meiner Erkrankung besonders belastet?

3. Wenn ich an die erste Zeit meiner Erkrankung denke: welche Erleichterungen, welche Vorteile, welche Art der Schonung und Zuwendung habe ich erlebt?

4. Welche Hinweise für mögliche Korrekturen in meiner Lebensweise gibt mir meine Erkrankung? Welches ist die „Botschaft" meiner Krankheit an mich?

Vorstellungsübung: Krankheitsgewinn

In der folgenden Vorstellungsübung werden verschiedene Gesichtspunkte des heutigen Themas angesprochen. Wählen Sie das für sich aus, was Sie besonders anspricht und lassen Sie das andere beiseite. –

Setze dich oder lege dich bequem und locker hin und schließe die Augen. Verändere solange deine Lage, bis du dich ganz bequem und ganz gelöst fühlst.

Richte deine Aufmerksamkeit nun auf deine Füße. Nimm wahr, wie deine Füße auf dem Boden stehen oder liegen – und gehe dann mit deiner Aufmerksamkeit weiter zu den Unterschenkeln, zu den Knien, zu den Oberschenkeln. Gehe mit deinem Bewußtsein durch deinen Bauchraum, durch deinen Brustraum. Und dann deinen Rücken hinauf, vom Steißbein langsam von Wirbel zu Wirbel den Rücken hinauf bis zum Hals und zum Kopf. Gehe nun mit deiner Wahrnehmung zu deinen Schultern und von dort zu den Oberarmen, den Unterarmen und Händen. Spüre, wie deine Arme aufliegen und spüre das Gewicht deines ganzen Körpers. Spüre, wie dein ganzer Körper angenehm schwer und angenehm warm ist.

Laß nun deine Gedanken wandern, hänge ihnen einfach nach, laß deine Gedanken dorthin gehen, wohin sie von selbst gehen wollen. –

Gehe nun mit deinem Bewußtsein zu deiner Atmung und spüre, wie deine Atemzüge kommen und gehen, wie du einatmest und ausatmest. Erlebe, wie sich Brust und Bauch beim Atmen heben und senken und wie dich deine Atemzüge sanft in Ruhe und Geborgenheit wiegen. Laß dir Zeit dabei. –

Gehe nun mit deiner Aufmerksamkeit zu einer Erkrankung, die du einmal hattest oder die du zur Zeit hast. Wende dich zunächst den negativen und unangenehmen Seiten deiner Erkrankung zu. Stelle dir die Beschwerden und Beeinträchtigungen vor, unter denen du leiden mußt. Rufe dir ins Gedächtnis, was du jetzt alles nicht mehr tun kannst und wie sehr du dich behindert fühlst. Bist du allein, fühlst du dich einsam?

Frage dich nun, ob es auch positive Seiten deiner Erkrankung gibt. Bekommst du jetzt mehr Zuwendung, Besuch und Beachtung? Vielleicht gibt es schwierige Probleme oder Entscheidungen, die jetzt erst mal ruhen können, vielleicht brauchst du bestimmte hohe Erwartungen anderer Menschen zur Zeit nicht erfüllen, vielleicht kannst du jetzt erst so richtig ausspannen und hast Zeit, neue seelische Kraft zu schöpfen. Überlasse dich diesen Fragen und Vorstellungen.

Selbst wenn es dir jetzt schwerfällt zu sehen, welche Vorteile die Erkrankung für dich bringt, bleibe dennoch bei diesen Fragen und versuche, ganz ehrlich mit dir zu sein.

Vielleicht wird dir bewußt, daß die Erkrankung eine Möglichkeit für dich ist, einer schwierigen Überforderungssituation auszuweichen – oder Zuwendung, Beachtung, Liebe und Fürsorge zu erhalten, die du sonst nicht hast.

So gesehen können wir die Krankheit als eine „Botschaft" verstehen, die uns sagt: Schone dich mehr, suche nach Zuwendung auf einem direkten Wege, sorge für mehr Ausgeglichenheit und Freude in deinem Leben.

Welches sind die Botschaften, die deine Erkrankung an dich richtet? Nimm dir nun etwa eine Minute Zeit, bis ich wieder zu dir spreche, und versuche auf diese Frage eine Antwort zu finden. Achte dabei auch auf die Hinweise deines inneren Beraters.

Wenn du meine Stimme wieder hörst, wird sie dir vertraut sein.

Stelle dir nun vor, daß es dir in Zukunft immer leichter gelingen wird, die Botschaften deiner Erkrankungen klarer zu verstehen. Du wirst in Zukunft in zunehmendem Maße Wege finden, diese Vorteile der Krankheit auch ohne den Umweg über eine Erkrankung zu bekommen.

Laß dir nun Zeit, das noch einmal nachzuerleben, was du in dieser Vorstellungsübung erlebt und erfahren hast. –

Stelle dich nun allmählich darauf ein, diese Übung bald zu beenden.

Und nun beende die Übung in der folgenden Reihenfolge: Die Augen bleiben zunächst geschlossen. Beginne tief einzuatmen und tief wieder auszuatmen. Stelle dir dabei vor, wie du bei jedem Atemzug Kraft und Ruhe in dich aufnimmst, was immer du darunter verstehst – und wie du beim Ausatmen diese Kraft und Ruhe in deinen ganzen Körper strömen läßt. Nimm soviel Ruhe und Kraft in dich auf, wie es dir möglich ist.

Fange nun bei geschlossenen Augen an, deinen Körper zu bewegen, zuerst die Finger, die Hände ein paarmal kräftig zu Fäusten ballen und wieder öffnen und dabei kräftig weiteratmen. Dann bei geschlossenen Augen die Arme und Beine kräftig bewegen, beugen und strecken, recken und dehnen – und ganz zum Schluß die Augen weit öffnen.

Mach dir bewußt, in welchem Raum du dich befindest und laß dir nun Zeit, in deiner Gegenwart richtig anzukommen. – –

Wenn Sie diese Vorstellungsübung im Liegen gemacht haben, so drehen Sie sich bitte jetzt langsam auf die Seite und setzen Sie sich auf. Bleiben Sie mit geöffneten Augen nun noch eine Weile ruhig sitzen. –

Aufgabenplan / Notizen

Auf dieser Seite können Sie sich Ihre Notizen machen und Vorsätze niederschreiben, was Sie in den Tagen bis zur nächsten Gruppen- bzw. Einzelsitzung für Ihre Gesundheit tun wollen und welche der bisher kennengelernten Übungen Sie wiederholen wollen.

1. Welche der bisherigen Übungen (AT, Vorstellungsübungen usw.) möchte ich in den nächsten Tagen besonders wiederholen?

2. An welchen Tagen und zu welcher Zeit werde ich dies tun?

3. Welche äußeren Störeinflüsse muß ich dabei besonders beachten bzw. ausschalten?

4. Wie kann ich das Wertvolle dieser Übungen in meinen Alltag einbeziehen?

Selbstkontrolle (kurz vor der nächsten Gruppensitzung auszufüllen):

5. Was von dem, was ich mir vorgenommen habe, konnte ich verwirklichen? und was nicht?

6. Was fiel mir besonders schwer, was besonders leicht?

7. Was hat mir große Freude gemacht?

8. Hatte ich mir zu viel vorgenommen?

9. Welche Zweifel sind mir gekommen? Und was will ich in der nächsten Sitzung fragen oder einbringen?

Platz für Notizen:

14. Abschied – Tod – Neubeginn

Schwerpunkte, Fragestellungen und Ziele dieser Trainingseinheit:

– Autogenes Training (AT): Gesamte Übung
– Welche bedeutenden Abschiede hat es für mich bisher gegeben?
– Ich verlasse oder ich werde verlassen
– Eigene bisherige konkrete Erfahrungen mit Tod
– Trauer als notwendige Verarbeitung des Schmerzes
– Die Schwierigkeit, das Thema „Tod" unbefangen zu erörtern
– War ich selbst dem Tod schon einmal nahe?
– Rituale helfen uns, mit der Beklemmung fertigzuwerden
– Meine religiösen Vorstellungen vom Leben nach dem Tod
– Vorbereitet oder unvorbereitet sterben
– Wenn Verwandte einen Sterbenden nicht „gehen lassen" können
– Abschied und Tod als etwas Natürliches
– Trennung und Abschied als Chance eines Neubeginns
– Eigene Angst vor dem Tod
– Wie möchte ich selbst einmal sterben?
– Wie sollten sich dann Freunde und Verwandte mir gegenüber verhalten?

Der methodische Ablauf:

1. Kurzer Austausch in der Gruppe über die vergangene Woche
2. Überblick über die heutigen Inhalte und methodischen Schritte
3. Autogenes Training (AT): Gesamte Übung
4. Austausch über die soeben gemachte AT-Übung
5. Körperbewegung: Herumgehen, Atmen, Lockern, Dehnen
6. Nonverbale Paar-Übung zur Einführung in das Thema
7. Einführung in das Thema „Abschied – Tod – Neubeginn"
8. Schriftlich: Fragebogen A und/oder B
9. Gespräche in Kleingruppen (zu je drei Personen)
10. Vorstellungsübung A und/oder B
11. U.U. jeder für zwei Stunden in Klausur: Schweigen/Schreiben
12. Malen zum Thema „Abschied – Tod – Neubeginn"
13. Erfahrungsaustausch in der Gesamtgruppe
14. Zum Abschluß ggf. Bewegung, Vorlesen eines Textes oder dgl.
15. Hausaufgabe: Aufgabenplan

(Dieser Ablauf ist nicht in einer Sitzung von zwei Stunden unterzubringen, daher sollte die Gruppenleitung Schwerpunkte setzen und das Thema ggf. auf zwei Sitzungen verteilen. Auch muß mindestens eine Pause an geeigneter Stelle eingelegt werden).

Benötigte Materialien:

– Fragebogen A und B sowie Aufgabenplan (vervielfältigt)
– Texte der Vorstellungsübungen A und B
– ggf. Musikkassette zur Bewegung oder dgl.
– ggf. Text zum Vorlesen am Ende der Sitzung

Themen des Trainings, die mit diesem Thema in Verbindung stehen:

Ort der Ruhe, Lebensenergie, Vorsätze, Selbstvertrauen, Berater, Beziehungen, Konflikte, Lebensweg, Lebensplanung

Einführung

Ein Mann winkt am Bahnhof einer abreisenden Frau nach, Familienmitglieder stehen am Sterbebett des Großvaters, eine Frau kommt im Nebenzimmer mit einem gesunden Kind nieder – alles in ein und derselben Minute. Es kann sich ereignen in einer Familie innerhalb weniger Stunden, es begegnet uns allen in abgewandelter Form, es macht vor keinem halt, und ob wir es wollen oder nicht, ob wir ausweichen wollen oder nicht: wir sind alle beteiligt, mal aktiv und mal passiv, sind alle einbezogen in einen großen Kreislauf.

Lebensumstände verändern sich, Gefühle verändern sich, Anforderungen und Herausforderungen ändern sich. Von liebgewonnenen Gewohnheiten müssen wir ebenso Abschied nehmen wie von Freunden, die in eine andere Stadt ziehen, von Nachbarn oder Arbeitskollegen, wenn wir uns beruflich verändern.

Manche Beziehungen enden ohne Abschied, mit Zerwürfnissen oder durch plötzlichen Tod und hinterlassen Trauer und Schmerz, manchmal Zorn oder Wut, die lange nachwirken. Sich die eigene Trauer eingestehen und nicht leugnen, den Schmerz und die Verzweiflung aushalten und nicht betäuben, ist schwer und fällt schwer: Wir sind verwirrt und im Innersten getroffen, in unserem Selbstwertgefühl verletzt und zu keinem klaren Gedanken fähig. Wir leiden, wir haben unseren inneren Halt verloren, und dieses Gefühl kann sich steigern bis zu Krankheit, Depression und Selbstmord.

Vor beinahe dreitausend Jahren schrieb Sappho, die berühmte Dichterin des alten Griechenland, ein ergreifendes Gedicht zum Abschied einer ihr anvertrauten jungen Frau:

> Sterben möcht' ich – es ist mir Ernst!
> Heftig hat sie geschluchzt, als der Abschied kam,
> Da sie sagte das Wort zu mir
> «O wie schrecklich ist unser Schicksal!
> Nur gezwungen verlasse ich, Sappho, dich!»
> ...

Das Thema des Abschieds beschäftigte schon immer die Dichter, Bildhauer und Maler, es füllt ganze Bibliotheken und Galerien, und besonders der Herbst als Metapher von Vergehen und Tod ist mit seiner Abschiedsmelancholie ein bevorzugter Gegenstand.

Jeder Abschied ist ein kleiner Tod, sagt man, und gleichzeitig ein Anfang und ein Neubeginn. Der Tod, so natürlich er auch ist, so ängstigend und unbegreiflich erscheint er uns doch. Und je versteckter und verborgener, je tabuisierter wir mit dem Sterben und dem Tod umgehen, um so größer wird unsere Angst und unsere Scheu davor.

Viele Vorbereitungen werden getroffen, wenn ein Kind geboren wird, es sind Geburtshelfer und Ärzte, Familienangehörige und Freunde da und die Geburt, das „Ereignis", wird lange erwartet und dann entsprechend gefeiert. Am Ende des Lebens sind die meisten Sterbenden dann allein, von Apparaten und flimmernden Monitoren umgeben, oder sie werden isoliert und ins „Sterbezimmer" der Station gebracht.

Um diesem menschenunwürdigen Sterben eine Alternative entgegenzusetzen, wurden Vereine wie „Omega" u.a. gegründet, die Hilfe und Unterstützung anbieten, dem Lebensende in einer angenehmen und zugewandten Umgebung, ohne Angst und Vereinsamung entgegenzugehen. In den letzten Jahren breitet sich auch in Deutschland, aus England kommend, eine Hospizbewegung aus, die den Sterbenden eine Begleitung bietet, ihr Leben weder künstlich verlängert noch abkürzt, sondern hilft, es im Beisein der Angehörigen menschenwürdig zu beschließen. Diese Dienste sind jedoch weitgehend privat zu finanzieren, und erst mit der derzeit im Bundestag langwierig verhandelten und nunmehr beschlossenen Pflegeversicherung wird sich das Bild allmählich zugunsten der alten Menschen verändern.

Von besonderer Wichtigkeit kann hier auch die Frage der Schmerzbehandlung sein: Spritzte man bei starken Schmerzen noch in den 70er Jahren hohe Dosen Morphium im Abstand einiger Stunden, wodurch der Patient zwar schmerzfrei, aber auch fast bewußtlos, zumindest stark bewußtseinsgetrübt war, bis nach einiger Zeit die Schmerzen wieder zurückkamen, verabreicht man heute Morphine oder andere Schmerzmittel oral und sorgt für einen ausreichenden und beständigen Spiegel im Blut, wodurch die Schmerzen genommen sind, das Bewußtsein aber kaum beeinträchtigt wird.

Viele Ärzte, besonders niedergelassene, sind sehr zurückhaltend beim Verschreiben von Morphinen. Sie fürchten, ihr Patient könnte süchtig werden und früher sterben. Viele lassen sich auch abschrecken durch die strengen Vorschriften: Der Arzt braucht besondere Rezeptformulare für Betäubungsmittel, die er nicht mit sich herumtragen darf, sondern in einem Tresor aufbewahren muß; er muß die Rezepte eigenhändig und sehr genau ausfüllen.

Was die Verschreibung von Morphinen und anderen Betäubungsmitteln angeht, so steht Deutschland im europäischen Vergleich auf einem der hinteren Plätze. Inzwischen wurden die gesetzlichen Vorschriften jedoch soweit gelockert, daß sie kein Hindernis mehr bilden für eine wirkungsvolle Schmerztherapie.

Nur wer das Sterben und den Tod in sein Weltbild selbst eingeordnet und sich mit seinen eigenen Ängsten und Unsicherheiten, auch mit seinen Vorstellungen vom Leben nach dem Tod, auseinandergesetzt hat, kann verhältnismäßig unbefangen auf Sterbende eingehen, kann spüren, wann sie zu einem Gespräch bereit sind, über ihr bevorstehendes Sterben und ihre Angst davor zu sprechen.

Der Tod eines Angehörigen kann die Familie unvorbereitet und plötzlich treffen, ohne ein letztes Wiedersehen, ohne Abschiednehmen voneinander. Ein Kind verunglückt auf dem Schulweg tödlich, oder beide Eltern auf einer Autofahrt – und hinterlassen kleine Kinder. Der Schmerz der Betroffenen ist mit Worten nicht auszudrücken, und viele verstummen auch zunächst und können lange nicht darüber sprechen.

Wie reagieren Angehörige auf den Tod eines Familienmitgliedes? Kinder erfahren eine sehr tiefgreifende und umfassende Irritation ihrer gesamten Lebensgrundlage, wenn Mutter oder Vater oder gar beide sterben. Rückzug und Verweigerung, Schweigen, Aggressivität, psychosomatische Störungen (Schlaf, Verdauung, Kreislaufsystem), Selbstmordgedanken sind Folgen, die über Jahre anhalten können. Frauen scheinen näher an ihren Gefühlen zu leben als Männer; Frauen sprechen eher über ihren Zustand als Männer, suchen das Gespräch mit Freundinnen oder Beratungsstellen, während Männer über ihre seelische Not eher schweigen und sich in sich selbst zurückziehen. Vielleicht läßt sich sagen, daß Frauen durch ihr Mit-Teilungs-Bedürfnis sich instinktiv, vielleicht angeborenermaßen, vor noch größerem Schaden schützen, während Männer durch ihr Nicht-Reden-Können in noch größerer Gefahr als Frauen sind. Frauen werden derzeit im Durchschnitt sieben Jahre älter als Männer.

Es ist sehr verständlich, daß die meisten Menschen zuhause sterben wollen, ohne Schmerzen, schnell und friedlich und umsorgt von vertrauten Personen. Und doch verbringen die allermeisten alten Menschen in den Städten ihre letzten Tage in einem Krankenhaus oder einem Heim. Nur auf dem Land sind die Alten noch mehr in ihren Familien eingebunden.

Anfang des 19. Jahrhunderts war es auch in Deutschland noch Brauch, daß Nachbarn, entfernte Bekannte oder gar Fremde von der Straße in die Stube des Sterbenden traten und der Familie ihr Mitgefühl und ihre Bereitschaft zur Hilfe anboten.

In früheren Kulturen gehörte der Tod zur Alltagserfahrung eines jeden Menschen. Rituale bildeten sich aus, die in Form von Totengesängen, Tänzen, Totenwachen, Brandopfern (unsere Kerzen) und dgl. die Funktion hatten, den Toten zu ehren, seiner Seele auf ihrem Weg ein Geleit zu geben und die Gottheit zu ihrem Empfang gnädig zu stimmen. Auch der „Leichenschmaus" unserer Zeit, der besonders auf dem Land eingehalten wird, hatte ehemals diesen Hintergrund und erleichtert es den Beteiligten, wieder zur Tagesordnung überzugehen. Er stammt aus einer frühen Zeit, als dem Verstorbenen noch Nahrung für seine Reise mit ins Grab gelegt wurde, während die Umstehenden ebenfalls aßen als Zeichen der Verbundenheit. Überhaupt haben ja Rituale häufig den Zweck, den Beteiligten etwas zu erleichtern, ihnen Schuld, Peinlichkeit, Schmerz usw. abzunehmen.

Als im Mittelalter das magische Denken weit verbreitet war und Krankheit häufig mit Besessenheit von bösen Geistern erklärt wurde, holte man Sterbende aus dem Bett und legte sie auf den Boden oder auf sogen. „Totenbretter" (Bayerischer Wald): man hatte Angst, daß sich die böse magische Kraft des Todes sonst auf das Bett übertragen würde. Durch die geringe Lebenserwartung damaliger Menschen (25 – 30 Jahre) war das Sterben etwas fast alltägliches im buchstäblichen Sinn des Wortes, während unsere Generation viel länger lebt (75 – 80 Jahre) und das Sterben schon fast als ein Versagen der Medizin ansieht.

Es gibt Wissenschaftler, die Altern und Sterben als einen zuendegehenden Energiehaushalt verstehen: wie bei einer Sanduhr zerrinnt im Lauf des Lebens eine zugemessene Menge an Lebensenergie. Je nach dem eigenen energetischen Tempo, mit dem ein Lebewesen diese seine ursprünglichen 100% verbraucht, wird es länger oder kürzer leben. Diese Wissenschaftler nehmen gleichsam in jedem Lebewesen eine innere Lebensuhr an, die nach „Energieeinheiten" schlägt: wenn wir gemächlich und bedächtig, d.h. mit geringem Energieverbrauch leben, werden wir entsprechend länger leben. Sie verweisen auf Beispiele aus dem Tierreich, wo Arten, die ein „gemächliches" Leben führen wie die Schildkröten, oder Tiere, die einen Winterschlaf halten, vier- bis sechsmal länger leben als vergleichbare Tiere anderer Arten, deren Leben mit einem größeren Energieverbrauch verbunden ist. Vor diesem Hintergrund verweisen die Wissenschaftler auf die zunehmende Lebenserwartung der heutigen Menschen, die sie, neben den Gründen besserer Hygiene und Gesundheitsversorgung unserer Gegenwart, mit einem Nachlassen schwerer körperlicher Arbeit gegenüber früheren Generationen erklären. Einzuwenden wäre hier, daß unsere komplexe Gegenwart mit ihren vielfältigen Herausforderungen uns sehr viel mehr seelische Energie abverlangt, als es bei früheren Generationen der Fall war und daß „verbrauchte" seelische Energie in diese Bilanz einbezogen werden müßte. –

Mit aller Vorsicht vor Verallgemeinerung sollen hier noch einige persönliche Gedanken und Erfahrungen folgen, die das Zusammensein mit einem sterbenden Menschen betreffen:

– Ich mache mir meine Befangenheit, sofern vorhanden, bewußt und überspiele sie nicht
– Gefühle, die ich habe, verberge ich nicht
– Gefühle, die ich nicht habe, heuchle ich nicht
– Wenn ich es möchte, nehme ich die Hand des Sterbenden in meine Hand, halte oder streichle sie
– Von mir aus spreche ich wenig
– Oft haben Sterbende einen letzten Wunsch: danach werde ich unbedingt fragen
– Ich versuche herauszubekommen, ob bzw. wann der Sterbende allein sein möchte
– Das Wissen, daß ich eines Tages ebenso daliegen werde, gibt mir Stille und dem Sterbenden Würde

Jeder Abschied ist, wie wir gesagt haben, ein kleiner Tod und gleichzeitig auch wieder eine Vorbedingung für den Neubeginn.

Eine schwere Krankheit, eine seelische Krise, eine Trennung von einem Lebenspartner kann die Voraussetzung für eine einsetzende Stärkung, für eine Überprüfung der eigenen bisherigen Wertvorstellungen, für eine veränderte Orientierung im künftigen Leben sein.

Viele Menschen in unseren Gruppen berichten von ihren Erfahrungen, daß sie gestärkt aus einer Krise hervorgegangen sind, daß sich ihr Leben dadurch verändert hat und sie jetzt ruhiger, gelassener und mehr „bei sich selbst" leben.

Ich schließe diese Ausführungen mit Verszeilen von Goethe, die diesen Gedanken des Neubeginns ausdrücken:

> ...
> Und solang du dies nicht hast,
> Dieses »Stirb – und Werde!«,
> Bist du nur ein trüber Gast
> Auf der lieben Erde!

Abschied – Tod – Neubeginn

Fragebogen A

1. Welche Trennung fiel mir in meinem bisherigen Leben am schwersten?

2. Wie habe ich damals körperlich/seelisch reagiert?

3. War ich damals auf mich alleingestellt oder habe ich mir Beistand geholt?

4. Was habe ich durch dieses Erlebnis über mich selbst erfahren?

5. Welche Trennung könnte mir in nächster Zukunft bevorstehen?

6. Wie möchte ich dann damit umgehen?

Abschied – Tod – Neubeginn

Fragebogen B

1. Welches Todeserlebnis in meinem bisherigen Leben war für mich am schwersten?

2. Wie habe ich damals körperlich/seelisch reagiert?

3. Wenn ich mir vorstelle, ich liege schwerkrank im Bett und weiß, daß ich in wenigen Tagen sterben werde: welches Verhalten wünsche ich mir dann von meinen engsten Verwandten und Freunden?

4. Wie möchte ich einmal sterben?

5. Meine Vorstellungen vom Leben nach dem Tod:

Vorstellungsübung A: Werden und Vergehen

Setze dich oder lege dich locker und bequem hin. Versuche, noch entspannter und noch bequemer zu sitzen oder zu liegen. Spüre, wie dein Gewicht auf deine Unterlage drückt. Nimm die Stellen wahr, mit denen du Kontakt zu deiner Unterlage hast.

Dein ganzer Körper entspannt sich. Dein Gesicht ist ganz locker, dein ganzer Körper ist angenehm schwer und angenehm warm. Deine Atmung geht ruhig und gleichmäßig, deine Stirn und die Partie um deine Augen ist ganz locker und gelöst und dein Schultergürtel ist ganz entspannt und locker.

Deine Atmung fließt ruhig und gleichmäßig. Spüre das gleichmäßige Fließen deiner Atemzüge. Nimm wahr, wie die Atemluft durch deine Nase einströmt und wie sich Brust und Bauch dabei heben – und spüre beim Ausatmen, wie die Luft durch die Nasenlöcher wieder ausströmt und wie sich Brust und Bauch dabei wieder senken.

Laß dir Zeit beim Erleben deiner Atmung und nimm dann wahr, wie du dich beim Ausatmen immer tiefer entspannst, beim Ausatmen entspannst du dich immer tiefer und tiefer.

Du fühlst dich wohl und gelöst. Du mußt jetzt überhaupt nichts leisten. Alles um dich herum ist jetzt völlig gleichgültig. Laß dir Zeit. –

Stelle dir nun einmal einen großen schönen Baum vor, der gesund und frei auf einer weiten Wiese steht. Sieh im Geiste, wie er seine starken Äste in alle Richtungen streckt, wie der Wind in seinen belaubten Zweigen spielt und wie die Vögel in ihm nisten und hin- und herfliegen. Laß diese Vorstellungen immer deutlicher in dir werden, achte auf die Geräusche, die Gerüche, das Licht und die Farben, die dich dort umgeben.

Stell' dir vor, wie du ganz deutlich diesen großen Baum vor dir siehst und seine Kraft und seine Wesenheit in dir spürst. Laß dir Zeit bei diesen Vorstellungen.

Nimm wahr, wie die Jahreszeiten wechseln – und wie die Jahre vergehen. Der Baum wird älter und älter, immer größer und mächtiger. Viele seiner Früchte sind im Lauf der Jahre zu Boden gefallen oder von Vögeln und anderen Tieren in das Land hinausgetragen worden.

Und eines Tages beginnen einzelne Äste welk zu werden, sie tragen im Sommer keine Blätter mehr und stehen kahl in den Himmel.

Der Baum ist nun alt geworden. Immer noch kommen Vögel in seine Krone, immer noch nisten sie in seinen Zweigen und Astgabeln. So wechseln die Jahreszeiten und wieder vergehen die Jahre. –

Der Baum ist nun ein sehr alter Baum geworden und wird nun bald keine Blätter mehr treiben. Seine Kräfte lassen nach, viele seiner Äste sind nun unbelaubt und stehen kahl in den Himmel – das Leben des Baumes geht allmählich zu Ende.

Dann kommt ein Jahr, in dem der alte Baum zum ersten mal kein einziges Blatt mehr hervorbringt. Er ist nun abgestorben und wird seinen Lebenskreislauf vollenden. Er steht kahl und unbelaubt an seiner Stelle noch viele Jahre. Und eines Tages bricht er in seinem morschen Holz entzwei und stürzt zu Boden.

Längst haben sich in seinem toten Holz ungezählte kleine Käfer und Würmer, Pilze und Insekten eingenistet und für sich ein neues Zuhause gefunden. Das Holz des toten Baumes ist nun für viele tausend Lebewesen zu einer neuen Lebensgrundlage geworden. Auch das Wurzelwerk in der Erde wird allmählich von kleinen Organismen zersetzt und eines Tages ist der Baum ganz zu Humus geworden.

Viele der kleinen jungen Bäume, die sich aus seinen Samen entwickelt haben, wachsen heran. Jetzt, da die alte mächtige Krone gefallen ist, haben sie Licht und gedeihen und entwickeln sich zu starken Bäumen. Und ebenso ergeht es den anderen Bäumen, die im Land ringsumher verstreut wachsen und alle von dem alten mächtigen Baum abstammen.

Wieder wächst neues Leben heran, bringt Blätter und Blüten, Früchte und Samen hervor, ernährt Insekten und Käfer, Flechten und Moose, gibt den Vögeln Versteck und Halt für ihre Nester.

Ein Kreislauf schließt sich und beginnt gleichzeitig wieder von neuem.

Laß dir nun Zeit, deinen Vorstellungen und Bildern noch eine Weile nachzuhängen. Überlasse dich den Gefühlen und Gedanken, die sich in dir formen, laß einfach alles geschehen. Ich werde nun aufhören, zu dir zu sprechen, damit du dich ungestört deinen Vorstellungen überlassen kannst. Wenn du meine Stimme wieder hörst, wird es angenehm für dich sein. –

Und nun – kehre allmählich mit deinem Bewußtsein in deine Gegenwart zurück. Laß die Eindrücke und Bilder, die du in dieser Vorstellungsübung hattest, langsam zurücktreten.

Laß dir nun Zeit, das noch einmal nachzuerleben, was du in dieser Vorstellungsübung erlebt und erfahren hast. –

Stell dich nun innerlich darauf ein, diese Übung bald zu beenden.

Und nun beende die Übung in der folgenden Reihenfolge. Bei geschlossenen Augen zunächst die Hände mehrere Male kräftig zu Fäusten ballen und wieder öffnen, tief atmen und bei geschlossenen Augen dann Arme und Beine kräftig bewegen, so daß die Muskulatur richtig angestrengt wird. Tief durchatmen, recken, dehnen und strecken und ganz zum Schluß die Augen weit öffnen.

Laß dir nun wieder Zeit, in deiner Gegenwart richtig anzukommen. –

Wenn Sie diese Vorstellungsübung im Liegen gemacht haben, so drehen Sie sich bitte jetzt langsam auf die Seite und setzen Sie sich auf. Bleiben Sie mit geöffneten Augen nun noch eine Weile ruhig sitzen. –

Vorstellungsübung B: Sterbemeditation

Setze oder lege dich locker und bequem hin und schließe die Augen. Wenn dich noch etwas stört, verändere ruhig solange deine Haltung, bis du dich ganz wohlfühlst.

Du mußt jetzt nichts tun, nichts leisten. Alles um dich herum ist jetzt völlig gleichgültig. Einfach treiben lassen, geschehen lassen. Deine Gesichtszüge sind ganz locker und gelöst. Dein Schultergürtel und auch dein Bauch ist ganz entspannt und locker. Dein ganzer Körper ist angenehm schwer und angenehm warm. Deine Atmung geht ruhig und gleichmäßig.

Stelle dich dann innerlich darauf ein, jetzt eine Vorstellungsübung zu machen, in der du dir deinen Abschied vom Leben, deinen Tod und dein erneutes Wiedereintreten ins Leben vorstellen wirst.

Stelle dir nun vor, wie du in dir die Gewißheit spürst, daß du bald sterben wirst. Mache dir die Gefühle bewußt, die du dabei empfindest. – Wohin wirst du dann gehen? – Wirst du mit jemandem darüber sprechen wollen oder möchtest du allein sein? – Nimm dir Zeit, dir dies genau vorzustellen.

Nun stell' dir vor, wie du allmählich dem Tod entgegengehst.- Gestatte dir, dich in Ruhe auf diese Empfindungen einzulassen. –

Welche Menschen möchtest du in deinen letzten Minuten bei dir haben?- Erlebe in Ruhe, was um dich herum geschieht.- Stelle dir dann den Augenblick deines Todes vor. –

Du nimmst jetzt an deinem eigenen Begräbnis teil. Welche Personen triffst du dort und was sagen sie – was empfinden sie? Laß dir wieder Zeit für diese Vorstellung.- Sieh dich selbst, wie du tot daliegst.- Was geschieht mit deinem Bewußtsein?- Wohin sich nun auch immer dein Bewußtsein deiner Meinung nach begeben mag, laß es dorthin entschwinden.–

Laß dein Bewußtsein nun ins Universum hinaustreten bis zu einer Stelle, die für dich der Ursprung ist.- Verweile dort – und rufe dir nun dein irdisches Leben in seinen wichtigsten Einzelheiten ins Bewußtsein. Laß dir viel Zeit bei diesem Rückblick. –

Mit welchen Dingen, die du getan hast, bist du zufrieden? Welche Menschen hast du geliebt, welchen hast du wehgetan?

Nimm dir viel Zeit für diese Vorstellungen.-

Und dann stell' dir vor, daß du Gelegenheit hast, dir einen neuen Lebensplan zu entwerfen und erneut ins Leben zurückzukehren. Was wäre dir für diesen Neubeginn besonders wichtig? Was würdest du verändern?- Möchtest du als Mann oder als Frau leben und mit welchen Menschen möchtest du zusammensein?–

Laß dir wieder viel Zeit bei diesen Vorstellungen. –

Und dann – mache dir bewußt, daß unser Leben eine ständig wiederkehrende Folge von Tod und Wiedergeburt ist: Jedesmal, wenn du deine Einstellungen änderst oder sonst deinem Leben eine andere Richtung gibst, durchlebst du einen kleinen Tod und eine Wiedergeburt.—

Laß dir nun Zeit, das eben Erlebte in dir nachwirken zu lassen.

Stelle dich jetzt allmählich darauf ein, diese Vorstellungsübung bald zu beenden und in deine Gegenwart zurückzukehren.

Beende nun diese Übung in der folgenden Reihenfolge: Die Augen bleiben zunächst geschlossen. Wende dich wieder deiner Atmung zu und stell dir vor, wie du jedesmal beim Einatmen Kraft und Lebendigkeit in dich aufnimmst, was immer du darunter verstehst.

Stelle dir vor, wie du beim Ausatmen dieses Gefühl von Kraft und Lebendigkeit in deinen ganzen Körper strömen läßt mit dem Satz: „Ich bin gesund, körperlich und seelisch". Laß dieses Gefühl durch deinen ganzen Körper fließen und mach mehrere solcher tiefen Atemzüge.

Nun bei geschlossenen Augen die Hände mehrere Male kräftig zu Fäusten ballen und wieder öffnen und dabei tief ein- und ausatmen. Bei geschlossenen Augen dann die Arme und Beine kräftig bewegen, daß die Muskulatur angestrengt wird, tief atmen, recken und dehnen – und ganz zuletzt die Augen weit öffnen. – –

Wenn Sie diese Vorstellungsübung im Liegen gemacht haben, so drehen Sie sich bitte jetzt langsam auf die Seite und setzen Sie sich auf. Bleiben Sie mit geöffneten Augen nun noch eine Weile ruhig sitzen. –

Nehmen Sie sich nun, wenn es Ihnen möglich ist, mindestens zwei Stunden Zeit und sprechen Sie mit niemandem. Begeben Sie sich an einen ruhigen und ungestörten Ort, und schreiben Sie auf einen Bogen Papier, welche konkreten Veränderungen Sie in den nächsten Wochen und Monaten verwirklichen möchten.

Aufgabenplan / Notizen

Auf dieser Seite können Sie sich Ihre Notizen machen und Vorsätze niederschreiben, was Sie in den Tagen bis zur nächsten Gruppen-bzw. Einzelsitzung für Ihre Gesundheit tun wollen und welche der bisher kennengelernten Übungen Sie wiederholen wollen.

1. Welche der bisherigen Übungen (AT, Vorstellungsübungen usw.) möchte ich in den nächsten Tagen besonders wiederholen?

2. An welchen Tagen und zu welcher Zeit werde ich dies tun?

3. Welche äußeren Störeinflüsse muß ich dabei besonders beachten bzw. ausschalten?

4. Wie kann ich das Wertvolle dieser Übungen in meinen Alltag einbeziehen?

Selbstkontrolle: (kurz vor der nächsten Gruppensitzung auszufüllen):

5. Was von dem, was ich mir vorgenommen habe, konnte ich verwirklichen? und was nicht?

6. Was fiel mir besonders schwer, was besonders leicht?

7. Was hat mir große Freude gemacht?

8. Hatte ich mir zu viel vorgenommen?

9. Welche Zweifel sind mir gekommen? Und was will ich in der nächsten Sitzung fragen oder einbringen?

Platz für Notizen:

15. Lebensweg

Schwerpunkte, Fragestellungen und Ziele dieser Trainingseinheit:

- Autogenes Training (AT): Vertiefungstechnik II üben
- Die Metapher des Weges, auf unser Leben bezogen
- Die Umgangssprache verwendet häufig diese Metapher
- Mit welchen Gefühlen blicke ich auf mein Leben zurück?
- Welches waren besonders schwere, welches besonders schöne Lebensabschnitte?
- Rückschau als Chance, künftig bewußter zu leben
- Mit welchen Gefühlen blicke ich vorwärts?
- Welche besonders schweren, welche besonders schönen Begebenheiten könnten mir in der Zukunft begegnen?
- Worauf freue ich mich – wovor habe ich Angst?
- Was ist für mich das Erstrebenswerteste meines weiteren Lebens?
- Wofür möchte ich wieder gesund werden?

Der methodische Ablauf:

1. Kurzer Austausch in der Gruppe über die vergangene Woche
2. Überblick über die heutigen Inhalte und methodischen Schritte
3. Autogenes Training (AT): Vertiefungstechnik II üben
4. Austausch über die soeben gemachte AT-Übung
5. Körperbewegung: Herumgehen, Atmen, Lockern, Dehnen
6. Nonverbale Partner-Übung zur Einführung in das Thema
7. Einführung in das Thema „Lebensweg"
8. Schriftlich: Fragebogen
9. Vorstellungsübung zum Thema „Lebensweg"
10. Malen zum Thema „Mein Lebensweg"
11. Gespräche in Kleingruppen (zu je drei Personen)
12. Erfahrungsaustausch in der Gesamtgruppe
13. Zum Abschluß ggf. Bewegung, Vorlesen eines Textes oder dgl.
14. Hausaufgabe: Aufgabenplan

(Dieser Ablauf ist nicht in einer Sitzung von zwei Stunden unterzubringen, daher sollte die Gruppenleitung Schwerpunkte setzen und das Thema ggf. auf zwei Sitzungen verteilen. Auch muß mindestens eine Pause an geeigneter Stelle eingelegt werden).

Benötigte Materialien:

- Fragebogen sowie Aufgabenplan (vervielfältigt)
- Text der Vorstellungsübung
- ggf. Text zum Vorlesen am Ende der Sitzung
- Kugelschreiber, Malsachen, ggf. Schreibunterlagen
- einige große Bögen Papier, Filzstifte
- ggf. Musikkassette zur Bewegung oder dgl.

Themen des Trainings, die mit diesem Thema in Verbindung stehen:

Ort der Ruhe, Lebensenergie, Vorsätze, Selbstvertrauen, Lebensfreude, Grundbedürfnisse, Ernährung-Bewegung-Schlaf, Berater, Beziehungen, Konflikte, Lebensplanung

Einführung

Unsere heutige offene und pluralistische Gesellschaft eröffnet dem Einzelnen eine Vielzahl von Möglichkeiten entsprechend seiner Interessen und eigenen Anstrengung. Im Vergleich zu Menschen früherer Generationen sind wir heute viel beweglicher, viel weniger festgelegt: Der Wohnort bzw. die Wohnung wird öfter gewechselt, die meisten Berufstätigen sind heute im Lauf ihres Lebens in verschiedenen Berufen tätig, eine einmal eingegangene Ehe oder Lebenspartnerschaft wird eher gelöst und neu eingegangen und auch die „soziale Mobilität", d.h. das Wechseln in eine andere soziale Schicht, nach „oben" wie nach „unten", ist in heutiger Zeit oft zu beobachten. Selbst die weltanschaulichen Überzeugungen und die Gültigkeit und Verbindlichkeit ethischer und moralischer Werte sind einem stärkeren Wandel als früher unterworfen: Die staatliche Obrigkeit mit ihren vorgegebenen Normen ist verschwunden, die Kirchen verlieren ihren Einfluß, die Vielzahl verwirrender Informationen der unterschiedlichsten Medien wirft den Einzelnen auf sich selbst zurück und fordert ihm ein hohes Maß eigener Unbeirrbarkeit ab.

In der Feudalgesellschaft früherer Jahrhunderte war vieles festgefügt und vorhersagbar: Der älteste Sohn übernahm den Hof vom Vater, einer der Brüder wurde Priester und die anderen Soldaten; die Töchter heirateten oder gingen ins Kloster oder blieben in der Familie als willkommene Arbeitskraft. Die Obrigkeit und die Kirche achteten sorgfältig und unerbittlich auf die Einhaltung ihrer Normen und die einmal festgelegte Zugehörigkeit zu einer sozialen Klasse, einer Zunft oder Glaubensgemeinschaft war so gut wie unumstößlich.

Aus unserer heutigen Sicht war dies ein enges, unfreies und vorbestimmtes Leben, das wir nicht ertragen könnten, und dennoch brachte diese feste Struktur auch eine Gewißheit und Berechenbarkeit ins Leben, verbunden mit einer festen Einbindung in gewachsene soziale Strukturen, die Halt gaben.

Die beiden Weltkriege haben hier einschneidende Umwälzungen gebracht und die Lebenswege fast jeder Familie, fast jedes einzelnen Menschen verändert: Gefallene Soldaten, langjährige Gefangenschaft, Vertreibung aus der Heimat, Verschleppung, Folter und Tod in Konzentrationslagern, Tod und Zerstörung durch Bomben.

Das Fortfallen fester gesellschaftlicher Strukturen schafft große Freiheiten, aber auch entsprechende Herausforderungen und Verunsicherungen. Die Lebenswege heutiger Menschen sind viel bewegter und abwechslungsreicher, aber auch gefährdeter als die früherer Generationen.

Heute wird uns eine große Anpassungsfähigkeit und Beweglichkeit abgefordert, persönliches Engagement und Initiative sind gefragt und im Durchschnitt ist heute ein Berufstätiger in westlichen Industrieländern bis zu seinem 60. oder 65. Lebensjahr in mindestens drei verschiedenen Berufen tätig gewesen.

In der geschäftigen Betriebsamkeit des Alltags sind wir nur selten in der Lage, innezuhalten und über unser Leben zu reflektieren, Bilanz zu ziehen und nach unseren Vorstellungen vom eigenen weiteren Lebensweg zu fragen. Erst einschneidende Ereignisse, eine Krankheit etwa oder der Verlust eines geliebten Menschen, Arbeitslosigkeit oder sonstige tiefgreifende Veränderungen lassen uns zur Besinnung kommen: Wir beginnen, über unser bisheriges und künftiges Leben nachzudenken und fragen uns, welche Vorstellungen vom Leben wir bisher hatten, was wir als Kinder oder junge Menschen einmal werden oder erreichen wollten und was daraus geworden, was davon verwirklicht worden ist.

In unserer Umgangssprache taucht „Weg" recht häufig als Metapher für Fortentwicklung oder Stockung, zeitliche Abläufe und besondere Ereignisse in unserem Leben auf: Wir geraten auf Abwege, machen Umwege, sind uns „des rechten Wegs bewußt", gehen verschlungene Wege, machen große Sprünge und manchmal Seitensprünge, geraten in Sackgassen, laufen in die Irre oder geradewegs ins Unglück, haben einen steinigen oder dornigen Weg vor uns, vielleicht einen Gang nach Canossa usw.

Im allgemeinen bewegt sich das Leben eines jeden von uns hin und her zwischen Phasen des Hochgefühls, der Kraft und Gesundheit und Zeiten von Erschütterungen, Krisen und Krankheit. Das Durchleben solcher Einbrüche kann, wenn wir sie erst gemeistert und überwunden haben, ein Gefühl von Selbstvertrauen und Lebenskraft in uns zurücklassen. Es kann unsere Kräfte aber auch überfordern und uns zu Boden werfen.

In dieser Übungseinheit wollen wir danach fragen, welchen Weg jeder bisher in seinem Leben zurückgelegt hat, mit welchen Tief- und Höhepunkten dies verbunden war und welche besonderen Ereignisse, schöne ebenso wie belastende, im künftigen Leben noch eintreten könnten.

Eine solche Rückschau kann uns in die Lage versetzen, über bestimmte Ereignisse unseres zurückliegenden Lebens nachzudenken, mit ihnen abzuschließen und aus ihnen zu lernen.

Wir können unsere vielleicht starren inneren Einstellungen und Wertvorstellungen in Frage stellen und unserem weiteren Leben eine neue Richtung geben.

Das chinesische Schriftzeichen für „Krise" bedeutet zweierlei: sowohl „Gefahr" als auch „Chance".

Lebensweg

Fragebogen

1. Wenn ich auf mein bisheriges Leben zurückblicke: Welches waren bisher besonders glückliche Höhepunkte?

2. Welches waren bisher besonders schwere Phasen meines Lebens?

3. Wie könnte ich mein bisheriges Leben charakterisieren?

4. Welche schweren Ereignisse könnten mir in meinem künftigen Leben noch bevorstehen?

5. Welche besonders schönen Ereignisse könnte mir mein künftiges Leben noch schenken? Was wünsche ich mir besonders?

Vorstellungsübung: Lebensweg

In der folgenden Vorstellungsübung werden verschiedene Gesichtspunkte des heutigen Themas angesprochen. Wählen Sie das für sich aus, was Sie besonders anspricht und lassen Sie das andere beiseite. –

Setze oder lege dich locker und bequem hin. Verändere noch etwas deine Lage und versuche, noch bequemer und noch entspannter zu sitzen oder zu liegen.

Schließe deine Augen und spüre jetzt, wie dein Gewicht auf deine Unterlage drückt.

Dein ganzer Körper entspannt sich. Die Stirn- und die Augenpartie ist ganz locker und gelöst. Dein Schultergürtel ist ganz entspannt. Dein ganzer Körper ist angenehm schwer und angenehm warm – deine Atmung geht ruhig und gleichmäßig.

Spüre, wie du dich bei jedem Ausatmen tiefer und tiefer entspannst. Genieße diesen Zustand so intensiv wie möglich und laß dir Zeit dabei.

Achte auf deinen Atem, wie sich beim Einatmen Brust und Bauch heben und beim Ausatmen wieder senken.

Laß deine Gedanken kommen und gehen, laß sie einfach zu und hänge ihnen nach – laß einfach alles ganz passiv geschehen.

Deine Gesichtszüge und der Schultergürtel sind ganz locker und gelöst. Dein ganzer Körper ist angenehm schwer und angenehm warm. Alles um dich herum ist jetzt völlig gleichgültig. Du muß jetzt überhaupt nichts leisten.

Genieße deine tiefen und gleichmäßigen Atemzüge und stelle dir vor, wie du dich bei jedem Ausatmen tiefer und tiefer entspannst. Gib dich diesem Zustand der Entspannung so intensiv wie möglich hin, genieße ihn so intensiv wie möglich und laß dir Zeit dabei. –

Stelle dir jetzt wieder deinen Ort der Kraft, deinen Ort der Ruhe vor, den Ort, an dem du dich am besten entspannen und erholen kannst. Spüre wieder die gleiche Harmonie und das tiefe Gefühl der Zufriedenheit, das du immer an diesem Ort empfindest.

Genieße diesen Zustand so intensiv wie möglich und laß dir Zeit dabei. –

Du weißt, daß du nicht dauernd an diesem Ort und in diesem Zustand der Ruhe und Entspannung verweilen kannst, denn du bist unterwegs auf deinem Weg.

Du weißt, daß du eigene Ziele hast. Versuche diese Ziele auf deinem Weg zu sehen. Versuche dir vorzustellen, wohin es dich zieht, wohin dein Weg dich führt – und laß dir Zeit bei dieser Vorstellung.

Stelle dir ein Stück deines Weges vor. Achte darauf, wie der Weg aussieht, wie er beschaffen ist und durch welche Landschaft er führt. Ist dein Weg steinig oder glatt, gerade oder gewunden?

Richte deine Aufmerksamkeit auch auf die Dinge, die unmittelbar bei dir an deinem Weg sind – laß dir Zeit dabei.

Versuche jetzt, deinen Weg in der Phantasie ein Stück weit zu gehen. Achte darauf, was du erlebst und wem du begegnest. –

Wie fühlst du dich bei deiner Wanderung? Achte auch auf das Wetter und darauf, wie du bekleidet bist. Wie schwer oder wie leicht fällt es dir, deinen Weg zu gehen?

Gibt es Hindernisse auf deinem Weg? Schau dir diese Hindernisse einmal genau an. Wie sehen sie aus, wie sind sie beschaffen? Und gelingt es dir, sie zu überwinden?

Bleibe jetzt in der Phantasie einmal auf deinem Weg stehen und sieh dich um. Betrachte den Weg, den du bisher zurückgelegt hast. Und schau auch nach vorn. Kannst du erkennen, wie dein Weg weitergeht und wohin er dich führt?

Suche dir nun einen Platz, an dem du dich wohlfühlst, der dich am meisten anzieht. Setze oder lege dich dort hin und nimm mit tiefen Atemzügen seine Ruhe und Kraft in dich auf. Du mußt jetzt überhaupt nichts leisten. Verweile dort und ruhe dich aus. Genieße diesen Augenblick so intensiv wie möglich und laß dir Zeit dabei.

Bereite dich nun allmählich darauf vor, diese Übung bald zu beenden.

Und nun beende die Übung in der folgenden Reihenfolge. Bei geschlossenen Augen zunächst die Hände mehrere Male kräftig zu Fäusten ballen und wieder öffnen, tief atmen und bei geschlossenen Augen dann Arme und Beine kräftig bewegen, so daß die Muskulatur richtig angestrengt wird. Tief durchatmen, recken, dehnen und strecken und ganz zum Schluß die Augen weit öffnen.

Laß dir nun Zeit, in deiner Gegenwart richtig anzukommen. – –

Wenn Sie diese Vorstellungsübung im Liegen gemacht haben, so drehen Sie sich bitte jetzt langsam auf die Seite und setzen Sie sich auf. Bleiben Sie mit geöffneten Augen nun noch eine Weile ruhig sitzen. –

Aufgabenplan / Notizen

Auf dieser Seite können Sie sich Ihre Notizen machen und Vorsätze niederschreiben, was Sie in den Tagen bis zur nächsten Gruppen- bzw. Einzelsitzung für Ihre Gesundheit tun wollen und welche der bisher kennengelernten Übungen Sie wiederholen wollen.

1. Welche der bisherigen Übungen (AT, Vorstellungsübungen usw.) möchte ich in den nächsten Tagen besonders wiederholen?

2. An welchen Tagen und zu welcher Zeit werde ich dies tun?

3. Welche äußeren Störeinflüsse muß ich dabei besonders beachten bzw. ausschalten?

4. Wie kann ich das Wertvolle dieser Übungen in meinen Alltag einbeziehen?

Selbstkontrolle (kurz vor der nächsten Gruppensitzung auszufüllen):

5. Was von dem, was ich mir vorgenommen habe, konnte ich verwirklichen? und was nicht?

6. Was fiel mir besonders schwer, was besonders leicht?

7. Was hat mir große Freude gemacht?

8. Hatte ich mir zu viel vorgenommen?

9. Welche Zweifel sind mir gekommen? Und was will ich in der nächsten Sitzung fragen oder einbringen?

Platz für Notizen:

16. Lebensplanung

Schwerpunkte, Fragestellungen und Ziele dieser Trainingseinheit:

– Autogenes Training (AT): Gesamte Übung
– In welchem Umfang ist Lebensplanung wichtig?
– Ist nicht sowieso alles vorbestimmt im Leben?
– Fortfall von Lebenssinn belastet unsere Gesundheit
– Aufgaben und Ziele mobilisieren unsere Kräfte
– Für welches Ziel möchte ich wieder gesund werden?
– Methoden, uns unsere Lebensplanung zu erleichtern
– Was sagt mein „innerer Berater" zu meinen Plänen?
– Welches sind kurz-, mittel- und langfristig meine konkreten Lebenspläne?
– Abschied nehmen: Die Gruppenarbeit ist beendet, ein jeder zieht Bilanz und nimmt Abschied

Der methodische Ablauf:

1. Kurzer Austausch in der Gruppe über die vergangene Woche
2. Überblick über die heutigen Inhalte und methodischen Schritte
3. Autogenes Training (AT): Gesamte Übung
4. Austausch über die soeben gemachte AT-Übung
5. Körperbewegung: Herumgehen, Atmen, Lockern, Dehnen
6. Einführung in das Thema „Lebensplanung"
7. Schriftlich: Fragebogen
8. Gespräche in Kleingruppen (zu je drei Personen)
9. Vorstellungsübung zum Thema „Lebensplanung"
10. Malen zum Thema „Lebensplanung"
11. Erfahrungsaustausch in der Gesamtgruppe
12. Zum Abschluß ggf. Bewegung, Vorlesen eines Textes oder dgl.
13. Abschluß: Jedes Gruppenmitglied zieht seine Bilanz. Jeder nimmt Abschied von den anderen Gruppenmitgliedern

(Die Gruppe wird ihre letzte Gruppensitzung vielleicht ganz anders gestalten wollen, um die gemeinsame Arbeit miteinander zu beenden).

Benötigte Materialien:

– Fragebogen sowie Aufgabenplan (vervielfältigt)
– Text der Vorstellungsübung
– ggf. Text zum Vorlesen am Ende der Sitzung
– Kugelschreiber, Malsachen, ggf. Schreibunterlagen
– einige große Bögen Papier, Filzstifte
– ggf. Musikkassette zur Bewegung oder dgl.

Themen des Trainings, die mit diesem Thema in Verbindung stehen:

Ort der Ruhe, Lebensenergie, Vorsätze, Selbstvertrauen, Lebensfreude, Grundbedürfnisse, Ernährung-Bewegung-Schlaf, Berater, Beziehungen, Konflikte, Lebensweg, Trennung-Tod, Krankheitsgewinn

Einführung

Ein starkes Engagement für bestimmte Ziele ist eine Hauptquelle jener inneren Kraft, die ein Kranker braucht, um wieder gesund zu werden.

Das Fortfallen von Lebenszielen und das Abhandenkommen von Lebenssinn und dem Gefühl, nützlich zu sein und gebraucht zu werden, ist für unsere Zufriedenheit und gleichermaßen für unsere Gesundheit eine große Belastung. Wie wir bei dem Thema „Vorsätze" ausgeführt haben, ist statistisch gesehen zu keinem anderen Zeitpunkt des Lebens die Wahrscheinlichkeit so groß, schwer zu erkranken oder zu sterben, wie in den Monaten unmittelbar nach der Versetzung in den Ruhestand. Das Fortfallen von Herausforderungen und Aufgaben, von zielgerichteter Aktivität, von Anerkennung und sozialer Einbindung im Kollegenkreis läßt den Betroffenen leicht in ein tiefes Loch fallen.

Ein klares Ziel vor Augen mobilisiert Kräfte in uns, dieses Ziel auch zu erreichen. Denken wir an eine anstrengende Wanderung, an deren Ende uns ein gemütliches Gasthaus erwartet, an eine bevorstehende Führerscheinprüfung, einen erstrebten Schulabschluß oder eine berufliche Qualifikation, um die wir uns bemühen.

Um gesund zu werden und gesund zu bleiben, ist es daher wichtig, klare Ziele vor Augen zu haben, für die es sich zu leben lohnt. Dies gilt nicht zuletzt auch für ältere Menschen, die das Ende ihrer Berufstätigkeit auf sich zukommen sehen und sich auf die Jahre danach einstellen wollen. Solche Ziele, in welchen Lebensbereichen auch immer angesiedelt, tragen sehr zur eigenen Zufriedenheit und körperlichen und seelischen Gesundheit bei.

– Indem Sie sich Ziele stecken, haben Sie einen Grund, gesund zu werden und weiter zu leben.

– Sie bereiten sich damit geistig und seelisch darauf vor, Ihren Vorsatz, wieder gesund zu werden, zu verwirklichen. Durch diesen Vorsatz mobilisieren Sie Kräfte zu seiner Verwirklichung.

– Indem Sie sich Ziele setzen, bekunden Sie Vertrauen in Ihre Fähigkeit, etwas zu erreichen und ggf. durchzusetzen.

– Indem Sie sich Ziele setzen, übernehmen Sie Verantwortung für Ihr Leben. Sie wirken damit Gefühlen der Hoffnungslosigkeit und des Ausgeliefertseins entgegen. Sie haben das Gefühl, Ihr Leben „im Griff" zu haben, was wiederum Ihr Selbstbewußtsein stärkt.

– Indem Sie sich Ziele setzen, geben Sie Ihren Kräften eine positive Richtung.

Beim Formulieren eigener Ziele ist es wichtig, daß Sie sich klar werden, wie **Sie selbst** Ihr Leben gestalten wollen (vergl. das Thema „Innerer Berater/Innere Beraterin"). Viele Menschen verbringen ihr Leben damit, die Erwartungen ihrer Eltern, Lebenspartner, Kinder, Freunde oder Arbeitgeber zu erfüllen und die Ziele, die sie sich vornehmen, sind dann häufig von diesen Fremderwartungen bestimmt, ohne daß sie es merken.

Im folgenden sind einige Möglichkeiten aufgezählt, die es Ihnen vielleicht erleichtern, Ihre eigenen Ziele zu bestimmen:

1. Stellen Sie sich „Wenn ich einmal groß bin" – Fragen:

Leiten Sie Ihre Absicht, Ihre Lebensziele klarer zu erkennen, mit der Frage ein: „Was möchte ich tun, wenn ich einmal groß bin?" Vielleicht entdecken Sie dabei alte und neue Wünsche, bezogen auf die verschiedensten Lebensbereiche wie Beruf, Beziehungen, Freizeit usw., von denen sich der eine oder andere als verwirklichenswert herausstellt.

2. Schreiben Sie alle Wünsche und Ziele auf, die Ihnen einfallen:

Versuchen Sie dabei, Ihren kritischen Verstand beiseite zu lassen, denn der würde Sie jetzt nur behindern. Kontrollieren Sie Ihre Wünsche auch nicht danach, ob sie realisierbar sind oder nicht. Schreiben Sie alle Ihre großen und kleinen Wünsche auf, die utopischen und die kindlichen, die egoistischen und die unmoralischen, die erfüllbaren und die unerfüllbaren. (Vielleicht nehmen Sie sich ja auch vor, dieses Blatt Papier später wieder zu vernichten). Suchen Sie sich nun diejenigen Wünsche heraus, die Sie wichtig finden und verwirklichen möchten.

3. Stellen Sie sich „Überlebensfragen":

Für welche Ziele lohnt es sich für mich, zu leben? Wenn ich wüßte, daß ich in einem Jahr sterben werde, was möchte ich dann noch unbedingt tun, erleben, erledigen?

4. Vergegenwärtigen Sie sich die „Botschaften" Ihrer Krankheit:

In der Trainingseinheit „Krankheitsgewinn" sprachen wir darüber, daß es nützlich und hilfreich ist, die eigene

Krankheit als ein warnendes Signal des Körpers zu verstehen, als eine „Botschaft", die uns u.U. zu einer Korrektur unseres bisherigen Lebens auffordert. Versuchen Sie also, auf die „Botschaften" Ihrer Krankheit zu achten und Ihre Lebensziele so zu formulieren, daß Sie in Zukunft die Entstehung von Krankheit unwahrscheinlicher machen.

Bei der endgültigen Formulierung Ihrer Ziele (s. auch das Thema „Vorsätze" dieses Trainings) sollten Sie einige Grundsätze beachten (nach SIMONTON):

– Schreiben Sie ausgewogene Ziele auf, mit denen Sie zum Ausdruck bringen, was Sie tun wollen. Formulieren Sie auch Ziele, die für Sie einen persönlichen Sinn haben und Ihnen Freude machen. Die Ausgewogenheit sollte sich auf körperliche, gefühlsmäßige, intellektuelle und geistige Bereiche erstrecken, insbesondere sollten Sie Ziele einbeziehen, die Lebenssinn ergeben (z.B. Entwicklung der eigenen Persönlichkeit, Beziehungen zu Mitmenschen, berufliches Weiterkommen usw.). Ferner Ziele, die der eigenen Erholung dienen, und solche, die die körperliche Aktivität betreffen.

– Ziele sollten konkret und genau festgelegt werden. Anstatt sich „mehr Bewegung" vorzunehmen, sollten Sie konkret sagen: „Ich werde einmal in der Woche schwimmen gehen" oder „Ich mache jeden Morgen 10 Minuten Gymnastik".

– Ziele sollen realistisch sein. Statt als berufstätiger Vater zu sagen: „Ich beschäftige mich jeden Abend zwei Stunden mit den Kindern", ist es vernünftiger zu sagen: „Einmal in der Woche mache ich mit den Kindern einen Spieleabend".

– Die Erfüllung Ihrer Ziele sollte innerhalb Ihrer Macht liegen. Das Ziel „Ich möchte, daß meine Kinder einen guten Schulabschluß machen" liegt zunächst außerhalb Ihrer Macht. Sie können sich allenfalls vornehmen, Ihren Kindern günstige häusliche Bedingungen zu schaffen.

– Lassen Sie alle Ideen, Träume und Phantasien zu, selbst wenn sie Ihnen als nicht erfüllbar und utopisch erscheinen. Träume, Phantasien, unkonventionelle Ideen sind häufig der Anstoß für später verwirklichte Ziele. Ohne den Traum vom Fliegen wäre nie ein Flugzeug gebaut worden. Lassen Sie also Ihre Phantasie schweifen und verlassen Sie ruhig hin und wieder die festen und scheinbar sicheren Pfade des Verstandes.

– Teilen Sie große und wichtige Ziele in Etappen auf. Lassen Sie Ihre langfristigen Ziele Schritt für Schritt Wirklichkeit werden, und feiern Sie ruhig zwischendurch die erreichten Zwischenziele.

Sie werden in dieser Übungseinheit bei der Vorstellungsübung aufgefordert, sich im Zustand der Entspannung wichtige Lebensziele vorzustellen. Dabei sollen Sie in Ihrer Phantasie, in Ihrer Vorstellung so tun, als sei für Sie Ihr Ziel bereits Wirklichkeit geworden.

Wenn Sie sich bei der Übung bei Gedanken ertappen wie „das schaffe ich doch nie", „das ist ja viel zu schwer für mich" oder dgl., so lassen Sie diese Gedanken ruhig zu. Sträuben Sie sich nicht gegen solche Gedanken, bleiben Sie aber dennoch bei dieser Übung. Vielleicht versuchen Sie dann später, sich auch mit Ihren Einstellungen und Zweifeln auseinanderzusetzen. Vielleicht stellt es sich heraus, daß es für Sie an der Zeit ist, sich mehr zuzutrauen.

Lebensplanung

Fragebogen

1. Welche Wünsche – große, kleine, reale, utopische – fallen mir ein?

2. Was fällt mir zu der Frage ein: „Was will ich tun, wenn ich einmal groß bin?"

3. Für welche Ziele lohnt es sich für mich zu leben?

4. Wie müßte mein Leben aussehen, damit ich gesund werde und bleibe?

5. Welches ist zur Zeit für mich mein wichtigstes Ziel?

6. Was hindert mich, dieses wichtige Ziel zu verwirklichen?

Vorstellungsübung: Lebensplanung

In der folgenden Vorstellungsübung werden verschiedene Gesichtspunkte des heutigen Themas angesprochen. Wählen Sie das für sich aus, was Sie besonders anspricht und lassen Sie das andere beiseite. –

Setze dich oder lege dich locker und bequem hin. Versuche, noch entspannter und noch bequemer zu sitzen oder zu liegen. Spüre, wie dein Gewicht auf deine Unterlage drückt. Nimm die Stellen wahr, mit denen du Kontakt zu deiner Unterlage hast.

Dein ganzer Körper entspannt sich. Dein Gesicht ist ganz locker, dein ganzer Körper ist angenehm schwer und angenehm warm. Deine Atmung geht ruhig und gleichmäßig, deine Stirn und die Partie um deine Augen ist ganz locker und gelöst und dein Schultergürtel ist ganz entspannt und locker.

Deine Atmung fließt ruhig und gleichmäßig. Spüre das gleichmäßige Fließen deiner Atemzüge. Nimm wahr, wie die Atemluft durch deine Nase einströmt und wie sich Brust und Bauch dabei heben – und spüre beim Ausatmen, wie die Luft durch die Nasenlöcher wieder ausströmt und wie sich Brust und Bauch dabei wieder senken.

Laß dir Zeit beim Erleben deiner Atmung und nimm dann wahr, wie du dich beim Ausatmen immer tiefer entspannst, beim Ausatmen entspannst du dich immer tiefer und tiefer.

Du mußt jetzt überhaupt nichts leisten. Du fühlst dich wohl und gelöst, alles um dich herum ist jetzt völlig gleichgültig. –

Und nun gehe in der Vorstellung zurück in deine frühe Kindheit. Versuche, dich an deine Wünsche und Sehnsüchte zu erinnern, die du damals hattest. Was hat dich damals an der Welt der Erwachsenen beeindruckt – und was wolltest du werden, wenn du einmal groß bist? Versuche dir auch ins Gedächtnis zurückzurufen, wie du einmal werden wolltest, was für ein Mensch du einmal werden wolltest.

Wie haben sich im Laufe deines Lebens deine Wünsche, deine Wertvorstellungen verändert? Was ist von den Wünschen deiner Kindheit geblieben – welche Vorsätze hast du verwirklicht? Erinnere dich an die Pläne und Vorsätze, die du in deinem bisherigen Leben hattest und die du verwirklichen und nicht verwirklichen konntest. Erinnere dich an das Gefühl von Stolz und Freude, das du beim Erreichen wichtiger Ziele hattest.

Mit welchen Bereichen deines gegenwärtigen Lebens bist du zufrieden? – mit welchen bist du unzufrieden?

Vielleicht ist es sinnvoll für dich, einige deiner Ziele und Vorsätze neu zu bestimmen, um in Zukunft zufriedener und mit mehr Freude zu leben. Mach dir bewußt, wieviel Kraft und Zuversicht es dir für dein künftiges Leben geben kann, wenn du klare Ziele hast.

Achte dabei besonders auf deine innere Stimme, deinen inneren Berater. Vielleicht hast du dich bisher sehr nach der Meinung anderer Menschen gerichtet, hast vielleicht überwiegend auf die Stimmen deiner Umgebung gehört. Erlaube es dir, dein künftiges Leben mehr als bisher nach deinen eigenen Vorstellungen zu gestalten. Du wirst damit deiner Gesundheit einen großen Dienst erweisen.

Frage dich auch, ob es lebenswichtige Bereiche gibt, die bei dir bisher zu kurz gekommen sind. Vielleicht hast du zu wenig Ruhe und Erholung, zu wenig körperliche Bewegung oder eine ungesunde Ernährungsweise. Oder zu wenig Schlaf, zu wenig Zärtlichkeit und Liebe. –

Oder vielleicht gibt es geistig-schöpferische Bereiche, in denen du dich in Zukunft mehr entfalten möchtest, beim Lesen oder Musizieren, in stiller Besinnung, beim Schreiben oder Erfinden, in Gesprächen mit guten Freunden.

Laß dir jetzt wieder Zeit.

Gehe in Gedanken nochmals deine jetzigen Wünsche und deine Ziele für die Zukunft durch und überlege dir, welche Ziele zur Zeit für dich am wichtigsten sind. Fasse zu diesen Zielen nun einen festen Vorsatz.

Mach dir bewußt, wie wichtig es für deine Lebensenergie und Lebensfreude ist, konkrete Ziele zu haben und in wichtigen Bereichen dein Leben zu planen.

Laß dir nun Zeit, das noch einmal nachzuerleben, was du in dieser Vorstellungsübung erlebt und erfahren hast. –

Stell' dich nun allmählich darauf ein, diese Übung bald zu beenden.

Beende nun diese Übung in der folgenden Reihenfolge: Wende dich zunächst wieder deiner Atmung zu und stell dir vor, wie du jedesmal beim Einatmen Kraft und Lebensenergie in dich aufnimmst, was immer du darunter verstehst. Und stelle dir vor, wie du beim Ausatmen dieses Gefühl der Kraft und Energie in deinen ganzen Körper strömen läßt. Wiederhole mehrere dieser tiefen Atemzüge.

Nun bei geschlossenen Augen die Hände mehrere Male zu Fäusten ballen, wieder öffnen und wieder zu Fäusten ballen, dabei tief und kräftig weiteratmen. Dann bei geschlossenen Augen die Arme und Beine kräftig bewegen, tief durchatmen, recken und strecken und ganz zum Schluß die Augen weit öffnen.

Laß dir nun Zeit, in deiner Gegenwart richtig anzukommen. – –

Wenn Sie diese Vorstellungsübung im Liegen gemacht haben, so drehen Sie sich bitte jetzt langsam auf die Seite und setzen Sie sich auf. Bleiben Sie mit geöffneten Augen nun noch eine Weile ruhig sitzen. –

Persönliche Notizen:

Literaturverzeichnis

Baltrusch, H.J.: Einige psychosomatische Aspekte der Krebskrankheit unter Berücksichtigung psychotherapeutischer Gesichtspunkte. Zeitschr. f. Psychosom. Med. u. Psychoan. **1**, Heft 15, S. 31-36, 1979.

Beitel, E., Kröner, B.: Veränderung des Selbstkonzepts durch Autogenes Training. Zeitschr. Klin. Psychol. **11**, Heft 1, S. 1-15, 1982.

Fast, J.: Körpersprache. Rowohlt, Reinbek bei Hamburg, 1971.

Feldenkrais, M.: Bewußtheit durch Bewegung – Der aufrechte Gang. Insel, Frankfurt, 1995.

Gruntz-Stoll, J.: Probleme mit Problemen. Borgmann, Dortmund, 1994.

Harris, T.A.: Ich bin o.k. – Du bist o.k. Rowohlt, Reinbek bei Hamburg, 1967.

Hartmann, M.S.: Praktische Psychoonkologie. Pfeiffer, München, 1991.

Hess, W.R.: Diencephalon: Autonomic and extrapyramidal functions. New York, 1954.

Jacobson, E.: Entspannung als Therapie. Pfeiffer, München, 1990.

Kübler-Ross, E.: Interviews mit Sterbenden. Kreuz, Stuttgart, 1980.

Kröner, B., Beitel, E.: Längsschnittuntersuchung über die Auswirkung des Autogenen Trainings auf verschiedene Formen der subjektiv wahrgenommenen Entspannung und des Wohlbefindens. Zeitschr. Klin. Psychol. und Psychother. **2**, S. 127-133, 1980.

Kröner, B., Beitel, E,: Erfolgserwartung und Therapieerfolg beim Autogenen Training. Psychother. med. Psychol. **31**, S. 166-167, 1981.

Le Shan, L.: Psychotherapie gegen den Krebs. Klett-Cotta, Stuttgart, 1982.

Leutz, G.: Psychodrama. Springer, Berlin Heidelberg New York Tokio, 1974.

Lowen, A.: Bioenergetik. Rowohlt, Reinbek bei Hamburg, 1975.

Miketta, G.: Netzwerk Mensch. Trias Thieme Hippokrates Enke, Stuttgart 1991.

Perls, F.S.: Gestalttherapie in Aktion. Klett-Cotta, Stuttgart, 1979.

Richter, H.E.: Patient Familie. Rowohlt, Reinbek bei Hamburg, 1972.

Richter, H.E.: Krebs und Psyche – Sterben lernen, um leben zu können. In: Sich der Krise stellen. Rowohlt, Reinbek bei Hamburg, 1981.

Satir, V.: Selbstwert und Kommunikation. Pfeiffer, München, 1975.

Schlippe, A.v.: Familientherapie im Überblick. Junfermann, Paderborn, 1984.

Schultz, J.H.: Das Autogene Training. Springer, Berlin Heidelberg New York Tokio, 1973.

Schulz, K.H., Raedler, A.: Tumorimmunologie und Psychoimmunologie als Grundlage für die Psychoonkologie. Psychother. Med. Psychol. **36**, S. 114-129, 1982.

Simonton, O.C., Matthews-Simonton, S., Craighton, J.: Wieder gesund werden. Rowohlt, Reinbek bei Hamburg, 1982.

Stevens, J.O.: Die Kunst der Wahrnehmung. Chr. Kaiser, Gütersloh, 1975.

Tausch, A.M.: Gespräche gegen die Angst. Rowohlt, Reinbek bei Hamburg, 1981.

Teegen, F.: Ganzheitliche Gesundheit. Rowohlt, Reinbek bei Hamburg, 1983.

Watzlawick, P.: Die Möglichkeit des Andersseins. Huber, Stuttgart, 1977.

Watzlawick, P.: Anleitung zum Unglücklichsein. Piper, München, 1983.

Watzlawick, P., Weakland, J., Fisch, R.: Lösungen – Zur Theorie und Praxis menschlichen Wandels. Huber, Bern Stuttgart Wien, 1974.

Willi, J.: Die Zweierbeziehung. Rowohlt, Reinbek bei Hamburg, 1976.

Raum für Notizen:

Dieter Schwartz

Vernunft und Emotion

Die Ellis-Methode – Vernunft einsetzen, sich gut fühlen und mehr im Leben erreichen

Vorwort von Albert Ellis

Wenn wir uns schlecht fühlen und im Privat- wie im Berufsleben nicht erreichen, was wir gerne hätten (oder auch manchmal bekommen, was wir gar nicht wollen), dann liegt das nicht nur an der Wirklichkeit, wie sie ist – sondern häufig daran, wie wir die Wirklichkeit durch unsere Brille sehen.

Schon der antike Philosoph Epiktet erkannte: Es sind nicht die Dinge allein, die die Menschen beunruhigen, sondern die Sicht, die sie von den Dingen haben.

Der New Yorker Psychotherapeut Albert Ellis entwickelte aus dieser Erkenntnis heraus die letzte große Psychotherapieschule des 20. Jahrhunderts, die Rational Emotive Therapie (RET), die zur „kognitiven Wende" in der Verhaltenstherapie führte, aber mit ihrer philosophischen Verankerung weit über die übliche Verhaltenstherapie hinausgeht und eher zwischen dieser und tiefenpsychologischen Ansätzen steht.

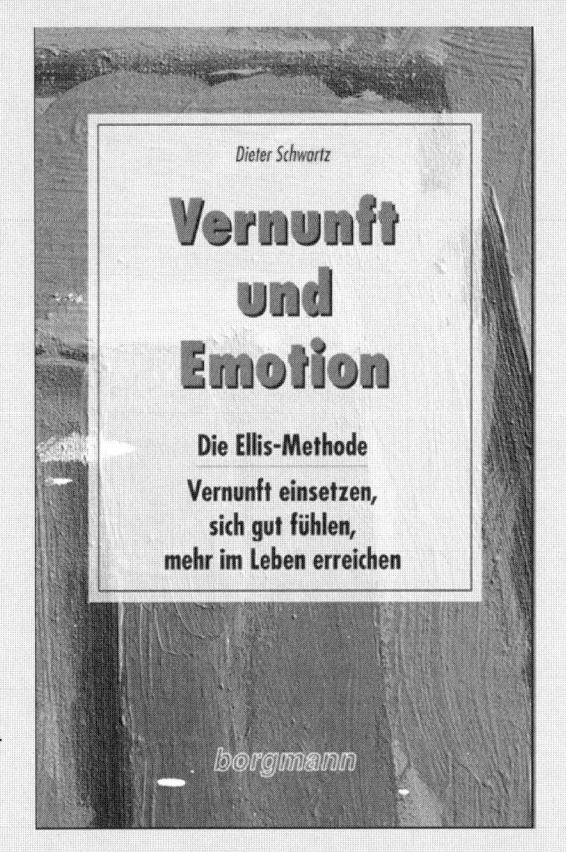

Verständlich und klar zeigt das Buch den Zusammenhang von Denken, Fühlen und Handeln. Der Leser wird angeleitet, sein Denken mit Hilfe der Vernunft zu überprüfen und eine neue hilfreiche Lebensphilosophie zu entwickeln. Diese ermöglicht es, in so unterschiedlichen Lebensbereichen wie Partnerschaft, Liebe, Sexualität und Beruf mehr persönliche Zufriedenheit zu erlangen.

Das Buch hilft
– selbstschädigende, schlechte Gefühle, insbesondere Angstzustände, Ärger, Schuldgefühle und depressive Stimmungen zu bewältigen
– emotionalen Streß und zwischenmenschliche Probleme zu überwinden
– die vorhandene persönliche Energie kreativ einzusetzen
– sein Leben bei der täglichen Arbeit und im persönlichen Bereich mit mehr Zufriedenheit, Erfolg und Erfülltheit zu gestalten.

„Ich bin hocherfreut über das vorliegende Buch von Dieter Schwartz, mit dem der deutschen Leserschaft die Rational Emotive Verhaltenstherapie (REVT) auf ihrem neuesten Stand vorgestellt wird. Obwohl einige meiner eigenen populären Selbsthilfebücher bereits früher erfolgreich ins Deutsche übersetzt wurden, gibt es kaum deutsche Bücher, die als Selbsthilfebuch konzipiert sind und zugleich das Therapiesystem der REVT didaktisch aufbereiten: daher erscheint das Buch gut geeignet auch für Therapeutinnen und Therapeuten, die sich in Weiterbildung befinden und die Basistechniken der REVT praxisbezogen kennenlernen wollen."

Albert Ellis (in seinem Vorwort)

5., unveränd. Aufl. 2007, 200 S., Format DIN A5, br, ISBN 3-86145-165-4 **Bestell-Nr. 8395, Euro 15,30**

Portofreie Lieferung auf Rechnung!

BORGMANN MEDIA

verlag modernes lernen borgmann publishing

Postfach • D-44005 Dortmund • **Kostenlose Bestell-Hotline:** Tel. 0800 77 22 345 • FAX 0800 77 22 344
Ausführliche Informationen und Bestellen im Internet: www.verlag-modernes-lernen.de

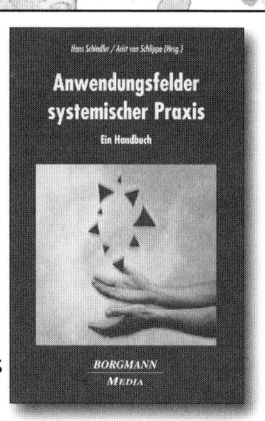

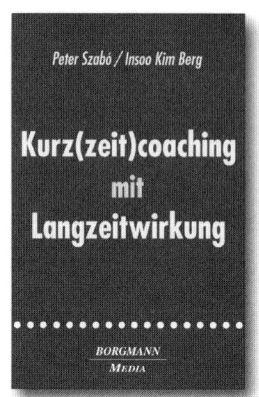

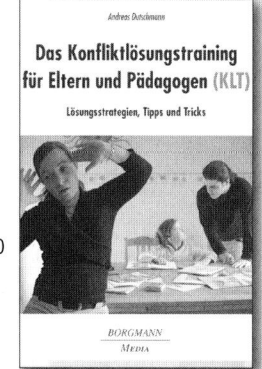

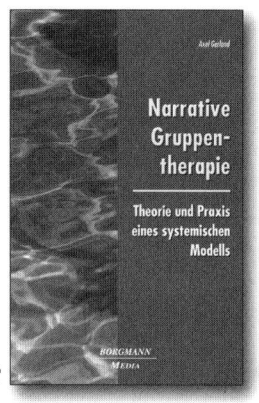

Novitäten: Psychologie Psychotherapie

Hans Schindler / Arist von Schlippe (Hrsg.)
Anwendungsfelder systemischer Praxis
Ein Handbuch
◆ 2005, 352 S., Format 16x23cm, fester Einband,
ISBN 3-938187-21-2,
Bestell-Nr. 9371, € 24,60

Dieter Krowatschek / Uta Hengst
Mit dem Zauberteppich unterwegs
Entspannung in Schule, Gruppe und Therapie für Kinder und Jugendliche
◆ 2006, 344 S., mit Audio-CD, Format 16x23cm, fester Einband,
ISBN 3-938187-12-3, Bestell-Nr. 9355, € 29,80

Jürgen Hargens
„... und mir hat geholfen ..."
Psychotherapeutische Arbeit – was wirkt?
Perspektiven und Geschichten der Beteiligten
◆ 2005, 240 S., Format DIN A5,
br, ISBN 3-86145-275-8,
Bestell-Nr. 8338, € 19,50

Jürgen Hargens
Zu einem Paar gehören mehr als zwei ... oder: So'n paar Probleme
◆ 2005, 96 S., Format 11,5x18,5 cm, fester Einband, ISBN 3-938187-08-5,
Bestell-Nr. 9362, € 9,60

Albert Janssens
Entwicklung fördern
Ein Arbeitsbuch für Eltern und Erzieher
◆ 2005, 120 S., Format DIN A5, br,
ISBN 3-938187-04-2, Bestell-Nr. 9357, € 15,30

Alexander Trost / Wolfgang Schwarzer (Hrsg.)
Psychiatrie, Psychosomatik und Psychotherapie
für psycho-soziale und pädagogische Berufe
◆ **3., vollständig überarbeitete und erweiterte Aufl. 2005**, 544 S., Format 16x23cm, fester Einband,
ISBN 3-86145-264-2, Bestell-Nr. 8205, € 25,50

Gitta Hauch
„Der Doktor hat gesagt, es ist psychosomatisch ..."
Kinderpsychosomatik für Eltern, Therapeuten und alle, die neugierig sind
◆ 2004, 136 S., Format DIN A5, fester Einband,
ISBN 3-8080-0581-5, Bestell-Nr. 4324, € 19,50

Despina Muth / Detlef Seidel
Strategietraining für Jugendliche – „GET ON!"
Förderung von Motivation und Handeln
◆ 2005, 136 S., Format DIN A4, im Ordner,
ISBN 3-86145-280-4, Bestell-Nr. 8341, € 29,80

Peter Szabó / Insoo Kim Berg
Kurz(zeit)coaching mit Langzeitwirkung
◆ Okt. 2006, ca. 200 S., Format DIN A5, fester Einband,
ISBN 3-938187-29-8, Bestell-Nr. 9382,
€ 25,50 bis 31.12.06, danach € 29,80

Andreas Dutschmann
Das Konfliktlösungstraining für Eltern und Pädagogen (KLT)
Lösungsstrategien, Tipps und Tricks
◆ 2005, 288 S., mit Kopiervorlagen für die Eltern, Format 16x23cm, fester Einband,
ISBN 3-938187-06-9, Bestell-Nr. 9359,
€ 26,80

Axel Gerland
Narrative Gruppentherapie
Theorie und Praxis eines systemischen Modells
◆ 2006, 184 S., Format DIN A5, fester Einband,
ISBN 3-938187-17-4, Bestell-Nr. 9368,
€ 24,60

Heinz-Rolf Lückert / Inge Lückert
Leben ohne Angst und Panik
Ursachen und Symptome erkennen, Therapiemöglichkeiten wählen
◆ 2006, 272 S., Format 16x23cm, br,
ISBN 3-938187-16-6, Bestell-Nr. 9363, € 19,50

Nancy Sorge / Sandra Schwarze
„Ich esse eure Suppe nicht!"
Systemische Perspektiven magersüchtigen Verhaltens
◆ 2006, 224 S., Format 16x23cm, br,
ISBN 3-8080-0590-4, Bestell-Nr. 1305, € 19,50

Bernd Roedel
Praxis der Genogrammarbeit
Die Kunst des banalen Fragens
◆ **5., überarb. Aufl. Juni 2006**, 176 S., Format 16x23cm, br
ISBN 3-86145-285-5, Bestell-Nr. 8354, € 19,80

20 Jahre systemische Beratung aus Dortmund!

BORGMANN MEDIA

verlag modernes lernen ▸ *borgmann publishing*

Postfach • D-44005 Dortmund • Kostenlose Bestell-Hotline: Tel. 0800 77 22 345 • FAX 0800 77 22 344
Ausführliche Informationen und Bestellen im Internet: www.verlag-modernes-lernen.de